皮肤真菌病学
——皮肤科医师实验室实用诊断手册

DERMATOMYCOSIS
The Laboratory Diagnosis within the Reach of the Dermatologists

原　著　Vicente Crespo Erchiga
Elisabeth Gómez Moyano
Maria Crespo Palomo

主　译　李东明
审　校　姚一建

北京大学医学出版社

PIFU ZHENJUN BING XUE——PIFUKE YISHI SHIYANSHI SHIYONG ZHENDUAN SHOUCE

图书在版编目（CIP）数据

皮肤真菌病学：皮肤科医师实验室实用诊断手册/（西）文森特·克雷斯波·埃驰加原著；李东明主译. —北京：北京大学医学出版社，2017.3

书名原文：DERMATOMYCOSIS：The Laboratory diagnosis within the reach of the dermatologists

ISBN 978-7-5659-1576-5

Ⅰ.①皮…　Ⅱ.①文…②李…　Ⅲ.①皮肤真菌病—诊断—手册　Ⅳ.①R756.04-62

中国版本图书馆CIP数据核字（2017）第044005号

北京市版权局著作权合同登记号：图字：01-2017-0581

DERMATOMYCOSIS：The laboratory diagnosis within the reach of the dermatologists

VICENTE CRESPO ERCHIGA，ELISABETH GÓMEZ MOYANO，MARIA CRESPO PALOMO

ISBN：978-84-15950-78-3

皮肤真菌病学——皮肤科医师实验室实用诊断手册

主　　译：李东明
出版发行：北京大学医学出版社
地　　址：（100191）北京市海淀区学院路38号　北京大学医学部院内
电　　话：发行部 010-82802230；图书邮购 010-82802495
网　　址：http://www.pumpress.com.cn
E - mail：booksale@bjmu.edu.cn
印　　刷：北京强华印刷厂
经　　销：新华书店
责任编辑：王智敏　　**责任校对**：金彤文　　**责任印制**：李　啸
开　　本：710mm×1000mm　1/16　　**印张**：6.25　　**字数**：110千字
版　　次：2017年3月第1版　2017年3月第1次印刷
书　　号：ISBN 978-7-5659-1576-5
定　　价：68.00元

原　著

Vicente Crespo Erchiga M.D.，Ph.D.
Former Head of Dermatology Department. Hospital Regional Carlos Haya.
Associated Professor. University of Málaga（Spain）.

Elisabeth Gómez Moyano M.D.，Ph.D.
Dermatology Department. Hospital Regional Carlos Haya. Málaga（Spain）.

Maria Crespo Palomo BSc.，Ph.D.
Microbiology Department. Faculty of Sciences. University of Málaga（Spain）

译者名单

主译　李东明

北京大学博士，荷兰皇家科学院 CBS 真菌生物多样性中心博士后
北京大学第三医院皮肤科教授

审校　姚一建

英国伦敦大学英皇学院博士
中国科学院微生物研究所研究员、菌物标本馆馆长

译者

葛　杰　周亚彬　陈　萍
北京大学第三医院皮肤科

吴　婧　吴红梅
中国科学院微生物研究所真菌学国家重点实验室

中文版序

各位皮肤科同道：

我怀着十分兴奋的心情向大家推荐这部专门为我们皮肤科医生准备的《皮肤真菌病学》手册。当我初次看到这本书时，就有一种特别的亲切感和赞同感。本书作者特别强调了这是一部能够为皮肤科医生提供实用的真菌病诊断方法的专著。借助书中所介绍的普通真菌学知识和技能，皮肤科医生仅仅需要一些简单的设施，就可以对常见的皮肤真菌病做出精确的病原学诊断，避免漏诊和误诊；在确定真菌病原体后，可以为准确选择药物并为患者个体化治疗提供依据。

本书的文字精炼，图文并茂，对于临床标本的正确收集、显微镜下检查特点以及包括皮肤癣菌、酵母菌和条件致病性丝状真菌等几大类临床常见病原真菌的培养和鉴定都进行了详尽的描述。特别适合于皮肤科临床医师和真菌实验室检验人员使用，是一部十分简明而实用的工具书。

医学真菌学是一门古老的学科，但也在伴随着其他学科的进步而不断发展，譬如分子生物学手段的应用给她带来了根本性的变化。必须强调的是，真菌学基础知识和基本操作对于当今皮肤病的规范化诊疗依然十分重要，标准而娴熟的真菌学检查能够为临床上难以辨认的真菌感染做出准确诊断，从而使患者得到合适的治疗，其作用是不言而喻的。因此，这些技术不仅不该被人们淡忘，而且应该得到充分的重视，应该进一步得到普及和发展。

最后，我要特别感谢北京大学第三医院的李东明教授带领她的团队将这部专著译成了中文，正是她们的辛勤劳动，使得该书能够被我国更多的皮肤科同道所认识和珍藏。我相信，该书一定能够为提高我国皮肤真菌病的诊断水平而发挥出其应有的作用。

李若瑜
2017 年春
于北京大学第一医院皮肤科真菌室

译者前言

形态学鉴定一直是真菌病诊断的基础，是医学真菌学家必备的知识。随着分子生物学技术的发展，特别是 DNA 序列鉴定和质谱鉴定技术迅速应用于临床，形态学似乎淡出了人们的视野。不过，确定所分离的真菌是否为致病菌，其生长是否对人体产生了病理损害，仅仅依靠分子生物学诊断是远远不够的，这也是 Erchiga 博士撰写该书的初衷。

译者初识 Erchiga 博士是在一次国际学术会议上，他用简洁的语言、精美的图片，将艺术元素融入皮肤真菌学的讲解之中；他也为译者所提出的毛壳属真菌应为致病菌及其相关患者染菌表皮中栩栩如生的子囊而兴奋，这也就是双方合作的萌芽。

初次阅读到 Erchiga 博士的 *Dermatomycosis* 一书时，颇有一种久违的感觉。在我几乎一口气读完之后，便有了将此书介绍给国内同行的冲动。恰逢时任 LEO 公司经理毛启新先生的热心帮助，便有了此书中译版的诞生。

本书从建立皮肤科真菌实验室所需的器械到制剂、从取材到镜检、从接种到鉴定等角度简洁地介绍了真菌检测的方法和流程；从流行病学、生态学、宿主选择等方面清晰地说明了皮肤真菌所致疾病；从大体菌落特征到镜下的微观形态变化等角度形象地展示了皮肤真菌的鉴定方法。鉴于书中所含的丰富内容和实际操作指导，此书将成为皮肤科医生必备的工具书。

本书中译版经中国科学院微生物所姚一建先生审校，使医学真菌名称采用了与普通真菌学一致的规范译名，如 *Trichophyton rubrum* 译为“红色癣菌”，*Microsporum canis* 译为“狗小孢霉”等。这种译名的统一将有助于学术界的沟通交流。

特别感谢 Luqa harmaceuticals 公司的慷慨资助，使本书中译版得以问世！在我国皮肤科真菌实验室构建及标准化建设的进程中，相信此书将发挥其应有的作用。

李东明

2017 年春

于北京大学第三医院皮肤科真菌实验室

缩　写

CMA（Corn meal agar）：玉米琼脂——真菌鉴定培养基

D.M.（Direct microscopic examination）：直接镜检

LCF（Lactophenol cotton blue）：乳粉酚棉兰——真菌实验室常用染色剂

PDA（Potato dextrose agar）：马铃薯葡萄糖琼脂——真菌鉴定培养基

SGA（Sabouraud glucose agar）：沙氏葡萄糖琼脂——真菌分离培养基

目 录

概 论

浅部真菌病的实验室诊断主要有三个步骤：首先从皮损部位正确采集标本；其次应用显微镜观察样本中的真菌结构，即直接镜检（Direct Microscopy）；最后使用适宜的培养基对真菌进行分离和鉴定。

当然，现在实验室诊断也可采用分子生物学技术，而且血清学和组织病理学也可以在某些情况下帮助诊断。此外，新近的研究技术也为诊断提供了一种具有广阔前景的方法。基质辅助激光解吸 / 电离质谱技术（Matrix-assisted laser desorption/ionization，MALDI），是质谱分析中用到的一种软离子化技术，可用来进行生物大分子及有机大分子的测定，而这些有机大分子用传统电离方法电离时脆性增加和碎片化。MALDI/TOF 用于鉴定微生物，如细菌和真菌。

所有这些技术和方法都需要在专门的实验室中进行，前述三个经典方法可由皮肤科医生或技师操作，只需借助于一般显微镜和试验材料便可。当然，需要这些医生或技师达到足够的专业水平。

本书旨在向读者介绍或者是帮助他们提高在皮肤真菌病学科方面的知识和实践能力。这个学科若干年前就广为人知并且蓬勃发展，然而时下却似乎已经被遗忘了。

很多皮肤科医师仅根据临床特征来诊断和治疗浅表真菌病，但是至少在下列 5 种情况下需要借助于实验室工作。

皮肤真菌病的病原鉴定将有助于：

1. 识别临床上不典型的病例，如难辨认癣等疾病，这些病例在大多数情况下是误诊后经不恰当治疗的结果。

2. 找出感染源，通过生态学和皮肤癣菌菌株对宿主的偏好性来明确感染源。在这个基础上就可采取流行病学的防控措施。

3. 为临床的系统性治疗，确定药物剂量、疗程以及出现副作用的可能性和类型提供坚实的基础。

4. 使为每一病例选择特效的治疗成为可能。口服特比萘芬不仅对白念珠菌，而且也对马拉色菌的感染无效，同时对狗小孢霉所致的头癣效果也很差。一些重要的酵母菌，比如克柔念珠菌和光滑念珠菌等则对伏立康唑耐药。

5. 提高患者的依从性。这对儿童头癣及甲真菌病等需要长期治疗的患者尤为重要。

第一章

实验室诊断

1. 标本采集（Specimen collection）

采集适当的标本是皮肤真菌病和其他真菌感染实验室诊断的基础，是事关整个真菌学诊断正确性的非常重要的一步。不恰当的取材可以导致直接显微镜镜检和培养的错误报告。

对于光滑皮肤的皮肤真菌病，应使用刀片刮取皮损的活动边缘来采集标本，使用采血针（blood lancet）的钝头更好（图 1-1）。对于头癣，应当更加用力地刮取皮损的表面，以便获得病发的碎片（长约 2 ～ 3 mm）。

对于甲真菌病，应当使用小刮匙刮取甲床来采集标本。为此我们采用了一种在牙科医师中广为人知的工具，称为“雕刻刀”（Le Cron knife）。

标本应收集在无菌的载玻片上，标本量应该足以进行直接镜检和在两个不同培养基上进行培养。

对于花斑癣，通常可以用透明胶带粘取标本，无需培养，因为直接镜检明确诊断，培养只用于研究目的。对于黏膜和间擦部位的念珠菌病，大多数情况下标本应通过无菌棉拭子采集，这些拭子可转接在培养基上，经氢氧化钾（KOH）或染色剂涂片后直接镜检。拭子采集的标本应尽快进行转接，避免变干，否则需要在拭子上加上运载液（图 1-2）。

2. 直接镜检（Direct Microscopic examination，DM）

皮肤真菌病的明确诊断需要对致病真菌进行分离培养和鉴定，但这通常需要数天乃至数周的时间。

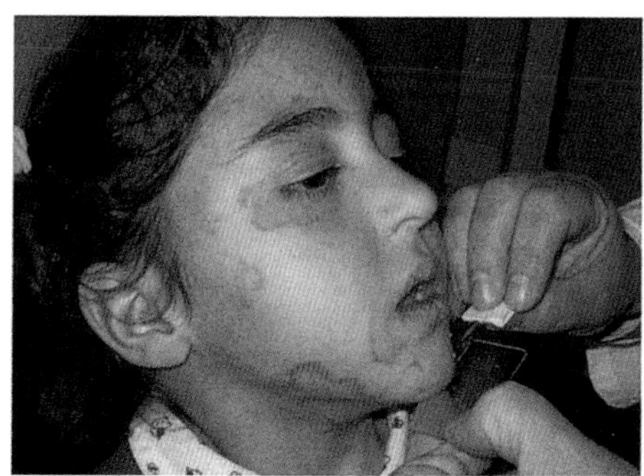
图 1-1　在面癣上刮取皮屑来采集标本

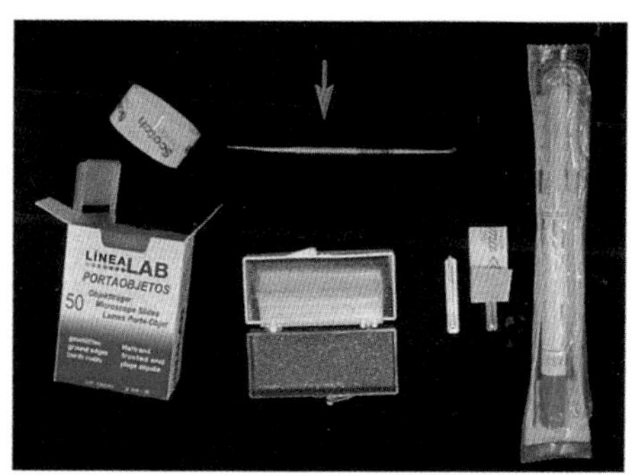

图 1-2　收集标本的材料。箭头指示 Le Cron 刀

不过，在患者初次就诊时可以用部分标本来进行直接镜检，并依此做出初步诊断。而训练有素的皮肤科医生则可以依此得到明确的诊断，在培养确认之前就可以开始适当的治疗。

直接镜检的目的是通过显微镜和简单试剂（通常是一种特定试剂）来观察标本中存在的真菌结构。同组织病理相比，这种方法可以即刻（“直接”）进行，而不需要经过固定、切片、染色等复杂的程序。

直接镜检方法非常简便。在显微载玻片上加一滴试剂（通常是 KOH 溶液），取少许标本与之混合，盖上盖玻片（我们通常使用 24 mm×60 mm 型号）后，在本生灯或酒精灯的低焰下缓慢加热。在进行此操作时，必须小心并反复地把盖玻片往下轻压，直到标本均一地溶解（分离），否则对于头癣和甲真菌病等稍致密的标本，难以进行准确观察。

先用低倍镜（10 倍），然后再用高倍镜（20 倍和 40 倍）观察。通常不需要使用油镜来观察（图 1-3、1-4）。

染料和试剂

到目前为止最常用的制剂是 10%～20% 的氢氧化钾（KOH）溶液。可以加入 10% 的甘油并混以同等份的黑色派克墨汁来提高其效果。这就是我们日常检验中使用的氢氧化钾墨汁（Swartz-Lamkins）溶液（表 1-1）。

氢氧化钾因其有独特的折射率可以澄清试剂、溶解角蛋白，有助于观察真菌结构，特别是皮肤癣菌的菌丝和节孢子（图 1-5）。需要指出的是，派克墨汁使这些真菌结构着色通常需要数小时，但花斑癣例外，因为马拉色菌的酵母和假菌丝会在第一时间被染上蓝色。

另外，对于缺乏经验的检验人

表 1-1 用于直接镜检的氢氧化钾制剂

Swartz-Lamkins 溶液		**KOH-DMSO**	
KOH	20 g	KOH	20 g
蒸馏水	70 ml	蒸馏水	100 ml
甘油	10 g	二甲基亚砜（DMSO）	36 ml
同等份的黑色派克墨汁混匀			

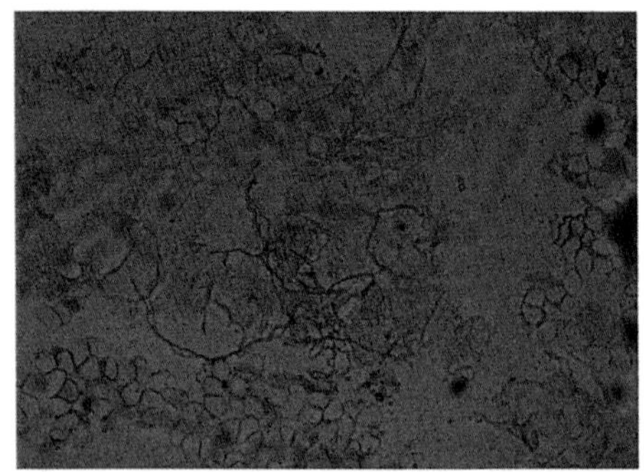

图 1-3 股癣折光性菌丝。KOH×100

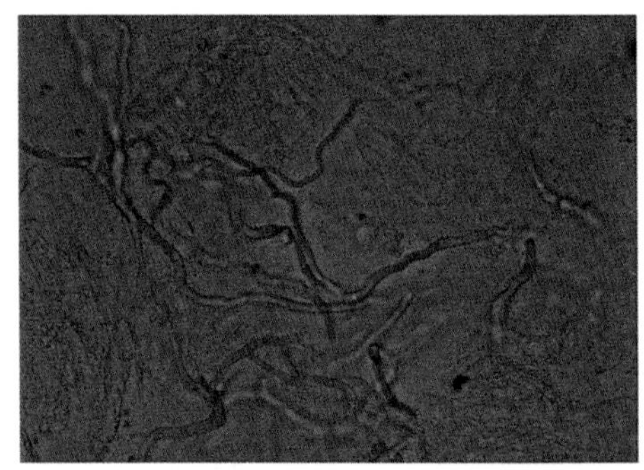

图 1-4 股癣菌丝。KOH×400

员，添加派克墨汁在某些金钱癣和念珠菌病病例中也是有帮助的，因为它可以保存标本，便于在数小时或数天后重新检查，此时真菌已被着色并且易被辨认（图 1-6、1-7）。

另一种改良 KOH 方法是添加 36% 的二甲基亚砜（DMSO）至 20% KOH 中，这有助于澄清甲真菌病中采集的特别坚硬或致密的标本。

在进行真菌镜检时有一些菌丝样的人工制品必须辨认并区分出来。最常见的是药棉或合成纤维，它们快速着色、形态不规则并比真正的菌丝大很多（图 1-8）。小的脂肪滴看起来也很像酵母细胞，但是它们的大小不同并且不会出芽。有一种被称作“马赛克真菌”的罕见人工制品很难被辨认出，它们由表皮细胞周围的胆固醇结晶构成。

总而言之，对于有经验的医生来说，使用 KOH 进行的直接镜检在浅表真菌病诊断中是最有用、最简单、最经济的诊断方法

第二种广泛用于直接显微镜镜检的试剂是钙荧光白。这是一种在造纸业和纺织业常用的荧光增白剂。这种物质可结合真菌细胞壁的甲壳素，并在长波紫外线下发出荧光。其缺点在于需要荧光显微镜，这种显微镜对大多数实验室来说过于昂贵。

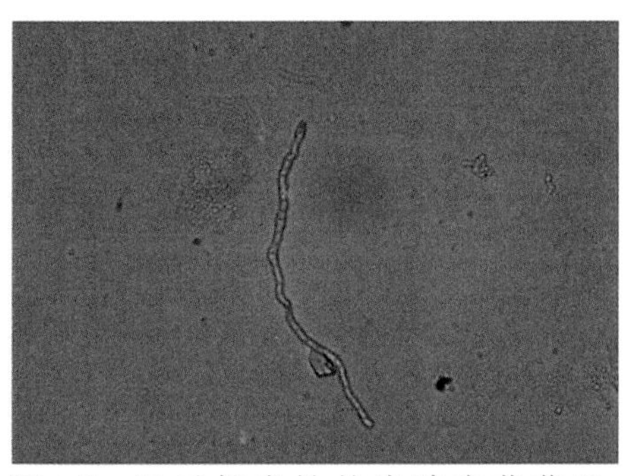

图 1-5　显示折光性的皮肤癣菌菌丝。×400

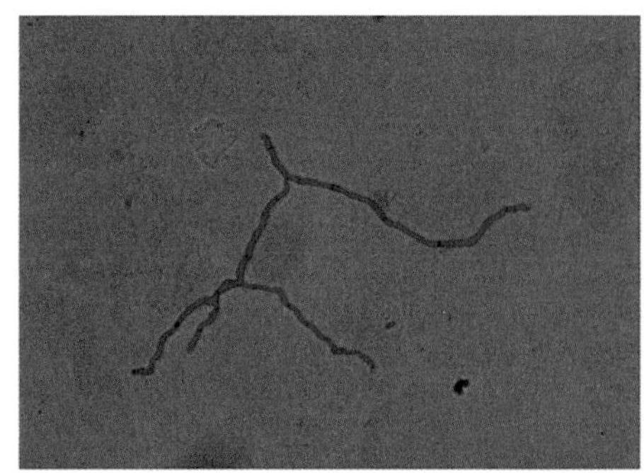

图 1-6　体癣有隔分枝菌丝。KOH ＋墨汁 ×400

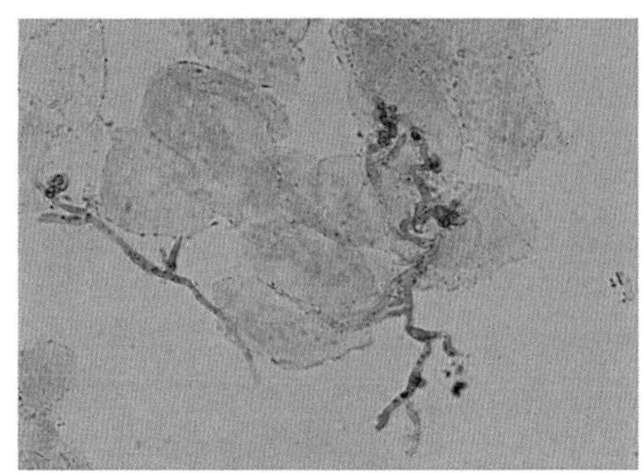

图 1-7　甲真菌病不规则菌丝。KOH ＋墨汁 ×400。培养结果为红色癣菌

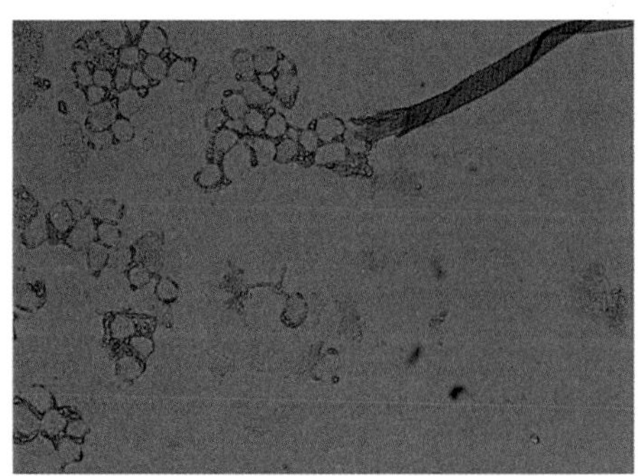

图 1-8　皮肤癣菌菌丝（中央）和棉花纤维（右上方）。KOH ＋墨汁 ×100

钙荧光白显色技术简单，一滴钙荧光白、一滴 KOH 溶液同标本在载玻片上混匀，盖上盖玻片即可。真菌菌丝会发出明亮的荧光，即使没有经验的人也很容易辨认（图 1-9）。

第三种技术基于组织学染色，比如过碘酸-希夫染色（Periodic acid-Schiff，PAS），它的主要缺点在于需要更多的时间。改良 PAS 技术能在十分钟完成（表 1-2）。标本必须用氰基丙烯酸酯胶黏剂或双面透明玻璃胶带采集。真菌菌丝会被染成紫红色，并且非常容易辨认（图 1-10）。

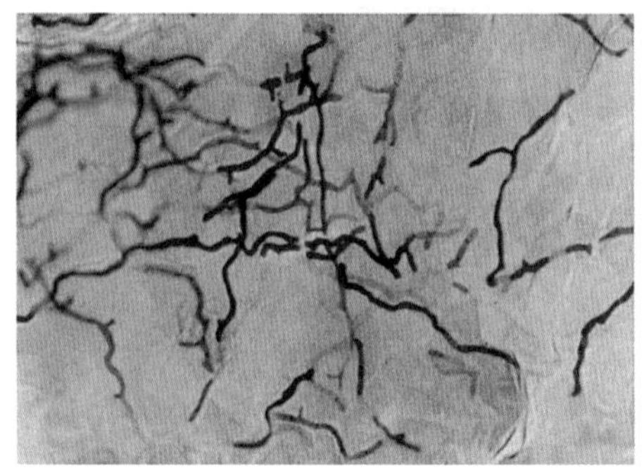

图 1-10 皮肤癣菌菌丝。改良 PAS 染色 ×400

结果解读

皮肤癣菌在 KOH 制剂中经常表现为透明、具分隔、高度折光的分枝菌丝和节孢子（图 1-11、1-12 和 1-13）

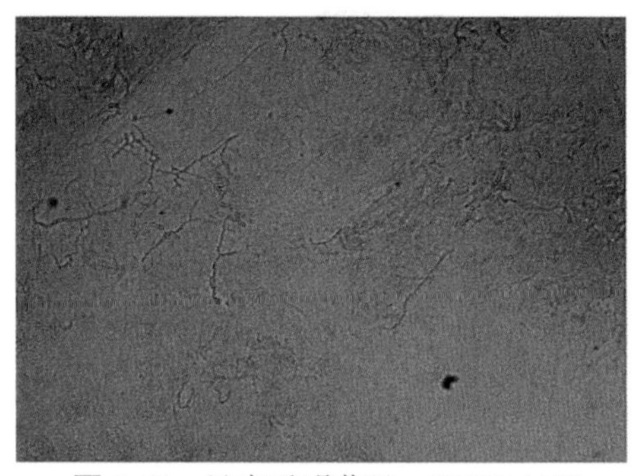

图 1-11 足癣透明菌丝。KOH×100

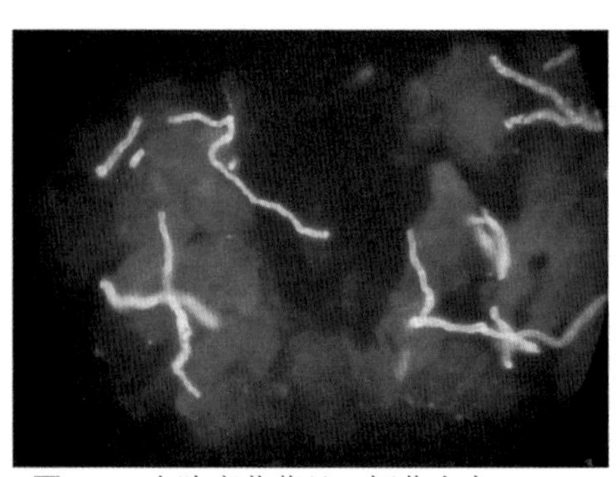

图 1-9 皮肤癣菌菌丝。钙荧光白 ×400

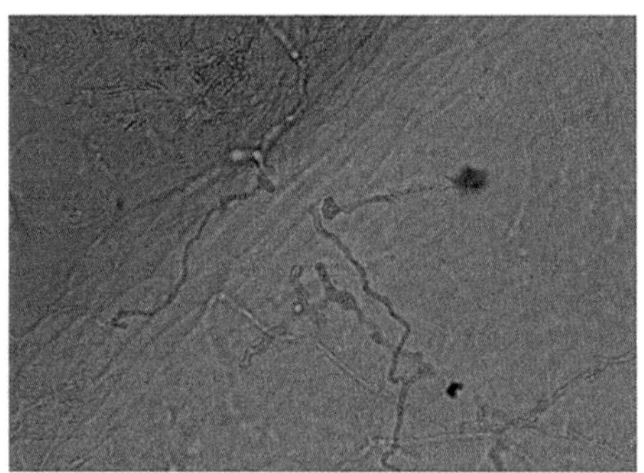

图 1-12 足癣透明菌丝。KOH×400

表 1-2 改良 PAS 技术（Crespo V，1996）

步骤	时间
1% 过碘酸	5 分钟
清水冲洗	
希夫试剂	3 分钟
清水冲洗	
96% 乙醇	2 次
二甲苯	2 次
DePeX 封固剂固定	

在头癣中，节孢子可出现在感染毛发的内外（毛发内或毛发外侵染），或可见到气泡和隧道（黄癣菌侵染）的菌丝。后者见于黄癣患者，在西班牙从来没有，或至少最近这段时间没有发现这样的病例（图 1-14、1-15）。

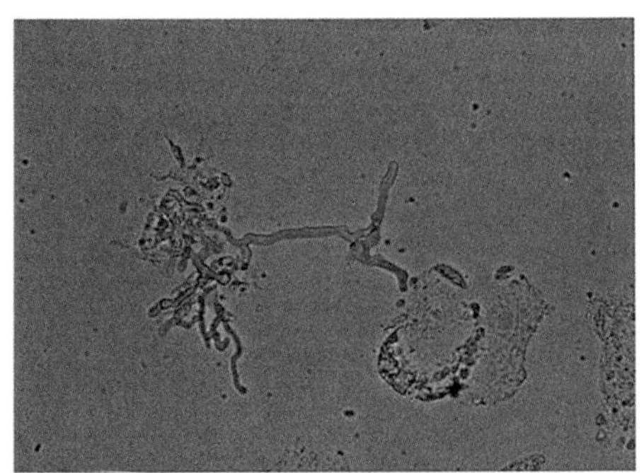

图 1-13 图 1-8 中的皮肤癣菌菌丝。KOH×400

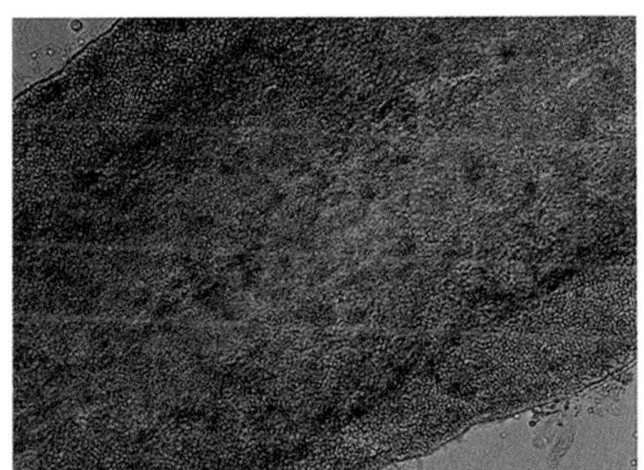

图 1-14 头癣发外孢子侵袭。KOH-墨汁×400

毛发感染的类型为培养出来的皮肤癣菌种类及正确的治疗方案提供了重要的信息。在西班牙，几乎所有的头癣都是由狗小孢霉所致的发外感染，特比萘芬对狗小孢霉效果差，因此需要口服灰黄霉素治疗。与之相对应的是，发内感染致病菌多为断发癣菌或紫色癣菌，对口服特比萘芬治疗效果好。

最后直接镜检可以诊断光滑皮肤的金钱癣。金钱癣患者毳毛的感染与头癣类似，这就是所谓的毳毛癣，通常也需要口服抗真菌药物治疗（图 1-16）。

念珠菌感染中，直接镜检可以显示常聚集成群出芽的酵母菌和假菌丝。一个有经验的检验人员可以轻易地将这两者与皮肤癣菌的真菌丝和节孢子区分开（图 1-17、1-18）。

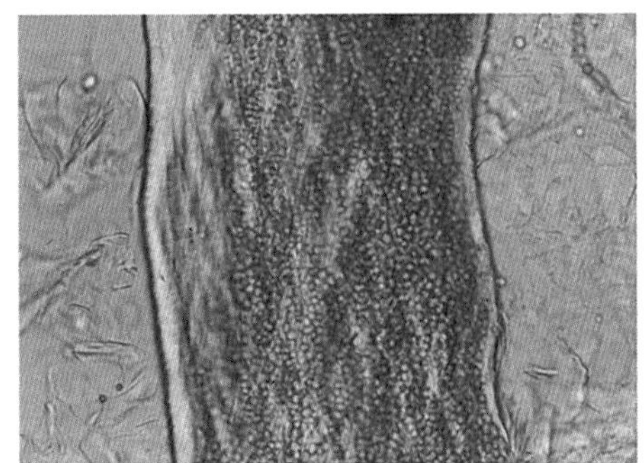

图 1-15 头癣发内孢子。KOH-墨汁 × 400

花斑癣直接镜检下的图片极具特色，由突出瘢痕的单极出芽酵母菌聚集成团，其同假菌丝分枝共同组成所谓的“意面肉丸”（图 1-19）。

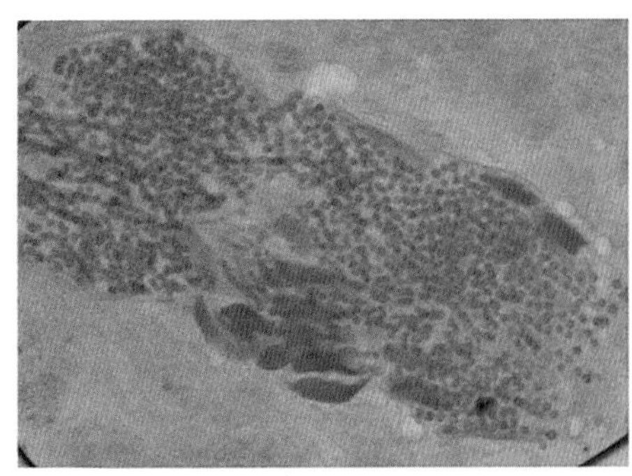

图 1-16 毳毛癣。KOH-墨汁 ×400

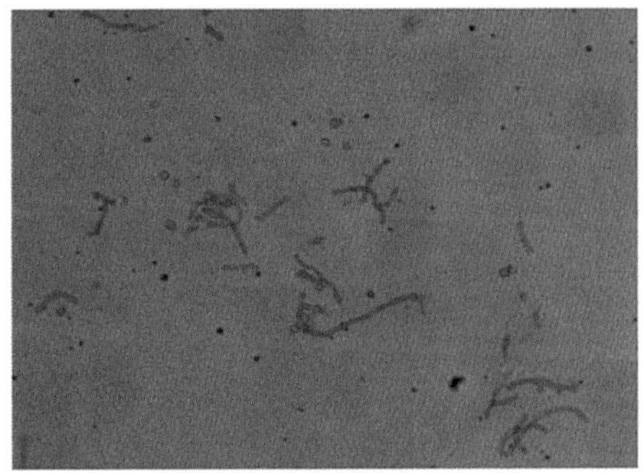

图 1-17 皮肤念珠菌病出芽分生孢子和假菌丝。KOH-墨汁 ×400

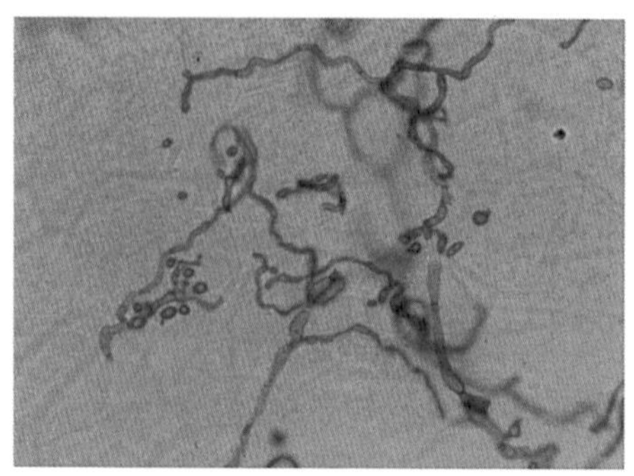
图 1-18　黏膜念珠菌病出芽分生孢子和假菌丝。KOH-墨汁 ×400

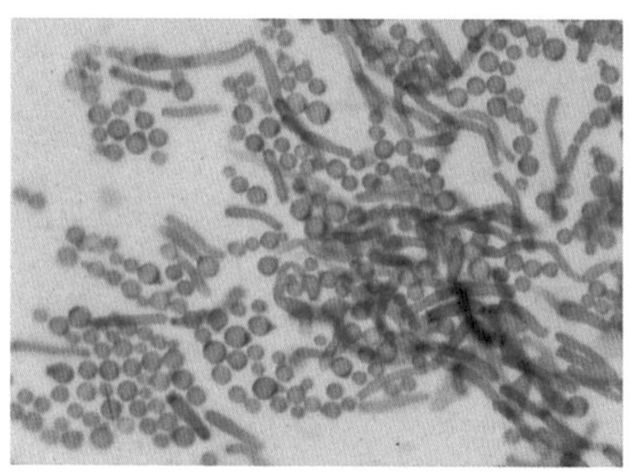
图 1-19　花斑癣芽孢和假菌丝。KOH-墨汁 ×400。培养结果为球形马拉色菌

对于机会致病菌所致的甲真菌病，尽管在某些情况下特殊的结构提示特定的菌（短柄帚霉）或可见到某些真菌（曲霉、暗色真菌等），但是直接镜检下的菌丝和表皮癣菌的菌丝非常相像（图 1-20、1-21）。

3. 培养

最终和确定的真菌病原学诊断要通过培养的方法分离和鉴定致病真菌来获得。一般应用无菌的镍合金或铂丝可将部分采集的标本接种到培养基中，也可以用拭子涂擦在培养基表面来接种。尽管培养管和培养皿都可以使用，但更推荐使用培养皿，因其可以使真菌菌落生长得更好以便于鉴定。

一旦接种好培养基，培养管或培养皿就要放在 25℃的孵箱里孵育。这是皮肤癣菌属最好的培养温度（疣状癣菌例外），也可以使酵母菌和真菌生长。主要例外的是马拉色菌属的亲脂性酵母菌，其适宜的温度为 30 ～ 32℃。但对于花斑癣来说直接镜检就可以明确诊断，马拉色菌属的分离鉴定并不是必需的。

在真菌学实验室使用的培养基主要有两种：分离和鉴定培养基。

分离培养基是各种类型的沙氏

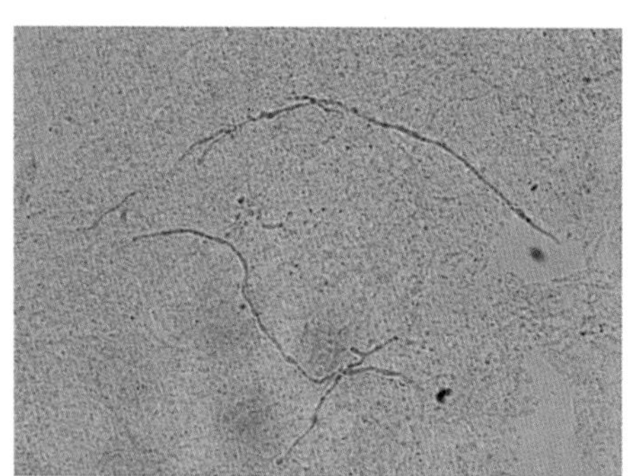
图 1-20　甲真菌病不规则菌丝。KOH-墨汁 ×400。培养结果为双间柱顶孢

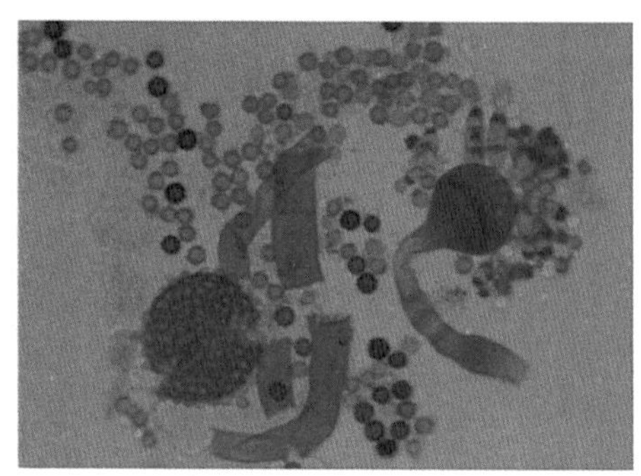
图 1-21　甲真菌病曲霉头和分生孢子。KOH-墨汁 ×400。培养结果为黑曲霉

培养基。第一种是沙氏葡萄糖琼脂（SGA），它几乎能分离所有的重要的医学真菌。第二种是含有抗生素（氯霉素或庆大霉素）和放线菌酮的沙氏葡萄糖琼脂。其中抗生素可以抑制标本中污染细菌的生长，而放线菌酮可允许皮肤癣菌和白念珠菌的生长，但抑制其他种的念珠菌和绝大多数常见的污染真菌的生长。

每个标本都应使用两种培养基。因为在某些情况下，比如甲和足这样易被污染的部位，加有氯霉素和放线菌酮的培养基避免了大多数污染真菌，更容易分离得到致病真菌。然而机会致病性真菌和酵母菌也是可以致病的，所以也应该使用沙氏葡萄糖琼脂（SGA）。

真菌学实验室使用的鉴定培养基多种多样，有些适合研究特定属的真菌，例如马铃薯葡萄糖琼脂对于镰刀菌属，察氏琼脂对于曲霉属，牛脑心浸出液琼脂对于双相真菌都是适合的。

但是如果只考虑皮肤真菌病，真正有用的培养基则可以减少，或至三种：用于鉴定皮肤癣菌属的马铃薯葡萄糖琼脂，用于鉴定酵母菌的玉米琼脂和科玛嘉琼脂。而在后两种培养基之中，科玛嘉琼脂在临床工作中已足矣。这些培养基都很经济并容易获得（表 1-3）。

这些鉴定培养基的特殊用法及在某些特殊情况下可能需要的生理或生化试验会在接下来的章节中阐述。

真菌菌种鉴定的标准方法是研究它们的形态学特征，包括肉眼可见的菌落形态和显微镜下形态。通常情况下菌落形态的研究在分离培养基中进行，在某些情况下需要特殊的培养基。这些情况将在相应的章节中更精确地描述。

菌落大体形态的研究需要观察它们的生长速度、正面和背面的颜色、表面形态（平坦、有皱纹、圆顶状等）、质地（光滑、羊毛状、绒毛状等）。

显微镜下的形态鉴别主要依靠分生孢子的大小、形状和排列。为了研究显微镜形态，需要用一条透明的玻璃纸胶带从菌落表面取出一小部分样本，然后用一滴染液固定在显微镜载玻片上。不需要使用盖玻片。在真

表 1-3 用于皮肤真菌病的真菌培养基

• **分离**	**用途**
-沙氏葡萄糖琼脂（SGA）	
- SGA ＋氯霉素＋放线菌酮	酵母菌、皮肤癣菌和机会致病真菌（亲脂性酵母菌例外）的分离 / 鉴定
• **鉴定**	
-马铃薯葡萄糖琼脂	红色癣菌、须发癣菌、狗小孢霉、头癣小孢霉
-科玛嘉琼脂	念珠菌属的分离 / 鉴定

菌室最常用的染液是乳酸酚棉蓝染液（普瓦里埃蓝，Poirrier’s Blue），比较经济实用。

参考文献

Crespo V. Estado actual de la Micologia en la Dermatología en España. Dermatología y Dermocosmética Clínica. 2001;4(8):495-6.

Crespo V, Casañas C, Ojeda A et al. Examen direct versus culture. Etude sur 1115 cas de dermatomycoses. J Mycol Med. 1999;9:154-7.

Crespo V, Ojeda A et al. Evaluation of a modified PAS stain procedure for direct mycological examination. Mikologia Lekarska. 1996;3(3):159-162.

Grigoriu D, Delacretaz J, Borelli D. Traité de Mycologie Médicale. Payot Lausabnne. Suiza, 1984.

Monod M, Baudraz-Rosselet F et al. Direct mycological examination in Dermatology: a comparison of different methods. Dermatologica. 1989;179:183-186.

Ojeda A, Crespo V et al. Estudio comparativo del cultivo micológicoy las tinciones con potasa-tinta y potasa- Calcofluor en el diagnostico de onicomicosis. Actas Dermosifiliogr. 1998;89:169-172.

Stockdale PM, Smith D, Campbell CK. The maintenance and preservation of fungi. En: Evans EGV & Richardson IRL Eds. Medical Mycology: a practical approach. Oxford University Press, 1989;187-200.

第二章

皮肤癣菌

1. 分类（Taxonomy）

皮肤癣菌（dermatophytes）是一组以降解角蛋白为特征的真菌，因此它们可以定植并侵染皮肤的角质层、头发和指甲，在人类引发的疾病称为癣或钱癣。

在作者所在医院皮肤科诊断的不同类型的真菌病中，约 70% 浅部真菌病为癣，20% 左右为皮肤和黏膜念珠菌病，其余 10% 为花斑癣。

分类学上，皮肤癣菌分为三个属，即小孢霉属、癣菌属和表皮癣菌属，隶属于有丝分裂孢子真菌，仅通过无性结构繁殖（无性期）。事实上，有些菌种已能够通过有性型进行繁殖（有性期），后者都属于子囊菌门的节皮菌属。然而，由于在实验室获得的临床标本都是无性型菌株，因此在医学论文中通常使用无性期的名称（表 2-1）。

皮肤癣菌的鉴定主要是通过观察培养物中真菌的微观生殖结构，也即分生孢子（L，S：conidium），以及营养菌丝体的一些其他二级结构（螺旋菌丝，梳状菌丝或鹿角状菌丝，厚壁孢子或结节状器官）。

另外，也要观察在分离培养基和特殊培养基中生长的真菌菌落的大体形态，包括颜色，表面质地（丝绒、颗粒状、絮状、光滑的……）和生长速度。

大多数皮肤癣菌可产生两种分生孢子，即大分生孢子（大，多细胞孢子）和小分生孢子（较小，单细胞孢子）。这些结构的存在与否，特别是大分生孢子的形态和数量对鉴定十分重要。

小孢霉属真菌通常会产生大量粗糙或疣状孢壁的大分生孢子和棒状小分生孢子。

癣菌属真菌主要产生小分生孢子，圆形或泪滴状，几乎不产生薄壁、棒状的大分生孢子，虽然有些亲人性皮肤癣菌似乎不能在分离培养基中形成孢子。

表皮癣菌属真菌只产生胞壁光滑的大分生孢子和厚垣孢子，不形成小分生孢子。

2. 生态学和流行病学（Ecology and epidemiology）

皮肤癣菌可以根据其生态环境和对宿主的亲和性，分为亲土性、亲动物性和亲人性三种类型。

亲土性皮肤癣菌为该组真菌中最原始的一类，其自然栖息地是泥土。

表 2-1 皮肤癣菌

• 表皮癣菌	• *Epidermophyton* Sabouraud	• 癣菌属	• *Trichophyton* Malmsten
		-阿耶罗癣菌	– *T. ajelloi*
-絮状表皮癣菌	– *E. floccosum*	-同心性癣菌	– *T. concentricum*
-斯托克表皮癣菌	– *E. stockdaleae*	-马癣菌	– *T. equinum*
		-黄色癣菌	– *T. flavescens*
• 小孢霉属	• Microsporum *Gruby*:	-乔治癣菌	– *T. georgiae*
-亚马逊小孢霉	– *M. amazunicum*	-格洛里癣菌	– *T. gloriae*
-头癣小孢霉	– *M. audouinii*	-古维尔癣菌	– *T. gourvilli*
-布拉迪小孢霉	– *M. boullardii*	-回归癣菌	– *T. loguitusum*
-库克小孢霉	– *M. cookei*	-马拉特癣菌	– *T. marlatii*
-狗小孢霉	– *M. canis*	-梅格癣菌	– *T. megninii*
-马小孢霉	– *M. equinum*	-须发癣菌	– *T. mentagrophytes*
-铁锈色小孢霉	– *M. ferrugineum*	-豆型癣菌	– *T. phaseoliforme*
-粉小孢霉	– *M. fulvum*	-红色癣菌	– *T. rubrum*
-鸡禽小孢霉	– *M. gallinae*	-许兰癣菌	– *T. schonleinii*
-石膏状小孢霉	– *M. gypseum*	-猴癣菌	– *T. simii*
-猪小孢霉	– *M. nanum*	-苏丹癣菌	– *T. soudanense*
-桃色小孢霉	– *M. persicolor*	-土生癣菌	– *T. terrestre*
-早熟小孢霉	– *M. praecox*	-断发癣菌	– *T. tonsurans*
-总状小孢霉	– *M. racemosum*	-万博癣菌	– *T. vanbreuseghemii*
-利帕小孢霉	– *M. ripariae*	-疣状癣菌	– *T. verrucosum*
-万博小孢霉	– *M. vanbreuseghemii*	-紫色癣菌	– *T. violaceum*

绿色，腐生，非致病种；红色，西班牙分离种

它们靠分解各类角质为生，如毛发、指甲、动物角等。只有少数可致人类感染，甚至只有一种。石膏状小孢霉常见于临床实验室中，虽然它也很容易从花园或马厩的土壤中使用毛发诱饵技术分离（表 2-2）。

虽然亲土性皮肤癣菌通过低等动物或其他人的传播也是可能的，但感染的主要原因是暴露于泥土，其临床皮损往往是炎症性的，并位于手、前臂、小腿、面部、头皮等暴露部位。

亲动物性皮肤癣菌的宿主似乎已经从土壤进化到动物。在动物，它们可能会引起癣，或只是由健康动物的毛发或

表 2-2 亲土性皮肤癣菌

• 世界性分布	• Cosmopolitan	• 少见	• Uncommon
-石膏状小孢霉	– *M. gypseum*	-总状小孢霉	– *M. racemosum*
-粉小孢霉	– *M. fulvum*	-库克小孢霉	– *M. cookie*
-猪小孢霉	– *M. nanum*		
-早熟小孢霉	– *M.praecox*		
-阿耶罗小孢霉	– *T. ajelloi*		
-土生小孢霉	– *T. terrestre*		

羽毛携带（表 2-3）。通过与动物、污染物及感染的人的接触，这些真菌可被传染给人类。虽然其致病性在人类之间传播的过程中逐渐衰减，作为亲土性真菌，其所致的临床病变往往是炎症性的。

亲动物性真菌呈现出对不同动物的偏爱，如由表 2-4 所示，藉此有助于寻找传染源。

亲人性皮肤癣菌也许是唯一严格寄生于人类的皮肤癣菌病病原体，人类是他们正常的宿主。这类皮肤癣菌从未从土壤中分离出，也几乎无法从动物分离得到。其感染是通过人与人之间的直接接触或污染介质（如帽子、梳子、毛巾等）进行传播（表 2-5）。

正如 Rippon 和 Mc.Ginnis 在 1985 年所发现，从土壤中几乎为腐生生物到严格的人类寄生菌种的进化过程中，皮肤癣菌也相应丧失了形成分生孢子及有性生殖的能力。这种变化发生在几乎所有的亲人性物种和一些亲动物性物种中。

与其他物种不同，这些亲人性皮肤癣菌往往会导致慢性非炎性感染，不能自行恢复。

到目前为止，已描述的皮肤癣菌约为 30 种，在特定的国家或地区一般有 8 ～ 10 种，常见的只有少数几种。例如在西班牙，经常能分离到的皮肤癣菌只有 3 种，即红色癣菌、须发癣菌和狗小孢霉，这三个菌种占三分之二以上的皮肤癣菌。其他菌种还有石膏样癣菌、断发癣菌和紫色癣菌。在近几年，还分离出苏丹癣菌和头癣小孢霉。

还必须指出的是近几十年资料表

表 2-3　亲动物性皮肤癣菌

• 世界性分布	• Cosmopolitan	• 少见	• Uncommon
–狗小孢霉	–*M. canis*	–须发癣菌刺猬变种	–*T. mentagrophytes* var. *erinacei*
–须发癣菌须癣变种	–*T. Mentagrophytes* var. *mentagrophytes*	–须发癣菌五胞变种	–*T. mentagrophytes* var. *quincheanum*
–疣状癣菌	–*T. verrucosum*	–猴癣菌	–*T. simii*
–马癣菌	–*T. equinum*	–桃色小孢霉	–*M. persicolor*
–马小孢霉	–*M. equinum*		
–鸡禽小孢霉	–*M. gallinae*		

表 2-4　亲动物性皮肤癣菌及其宿主

• 皮肤癣菌	• 常见动物
–狗小孢霉	–猫、狗、啮齿动物
–鸡禽小孢霉	–鸡
–马癣菌	–马
–疣状癣菌	–牲畜、马
须发癣菌须癣变种	–兔、狗、猪
须发癣菌刺猬变种	–啮齿动物（刺猬）
须发癣菌五胞变种	–啮齿动物（鼠）

表 2-5 亲人性皮肤癣菌

• 世界性分布	• Cosmopolitan	• 少见	• Uncommon
–红色癣菌	–*T. rubrum*	–同心性癣菌	–*T. concentricum*
–断发癣菌	–*T. tonsurans*	–梅格癣菌	–*T. megninii*
–紫色癣菌	–*T. violaceum*	–苏丹癣菌	–*T. soudanense*
–须发癣菌趾间变种	–*T. mentagrophytes var. interdigitale*	–古维尔癣菌	–*T. gourvilii*
		–雅温德癣菌	–*T. yaoundei*
–许兰癣菌	–*T. shöeleinii*	–铁锈色小孢霉	–*M. ferrugineum*
–絮状表皮癣菌	–*E. floccosum*		
–头癣小孢霉	–*M. audouinii*		

明，亲动物性和亲人性的皮肤癣菌的地域分布不仅因国家而不同，还可显示其演化特性。

众所周知，1900 年以前至 20 世纪的前十年，欧洲头癣的致病菌种主要是头癣小孢霉，然后演变为另一种亲动物性物种，即狗小孢霉。该菌所致感染一直占西班牙、南欧和东欧等国家儿童头癣的 70%。自 1980 年以来，在美国、加拿大及英国，断发癣菌已经取代狗小孢霉成为头癣的主要病原菌，它是继红色癣菌后分离到的第二个亲人性皮肤癣菌。

我们自 20 世纪 50 年代中期以来一直关注着西班牙南部体癣的流行病学变化趋势，其致病物种在灰黄霉素出现后有所变化。优势物种从亲人性（头癣小孢霉、紫色癣菌和断发癣菌）转变为亲动物性菌种（狗小孢霉和须发癣菌须癣变种）。仅仅在过去的二十年中，亲人性皮肤癣菌再次变得普遍，但几乎完全是由于红色癣菌单一菌种发病率的升高所导致（表 2-6、2-7）。

近 30 年来，头癣小孢霉和苏丹癣菌从未在实验室分离到，但其最近却再现于我们的非洲患者。

无论如何，为更好地理解这些真菌的流行病学，还必须考虑到物种与不同部位的关系。

红色癣菌引起大多数足癣、甲癣，但几乎从不会导致头癣。另一方面，头癣小孢霉、紫色癣菌和断发癣

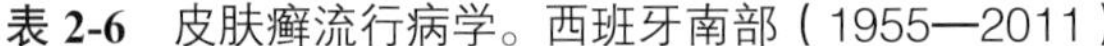

表 2-6 皮肤癣流行病学。西班牙南部（1955—2011）

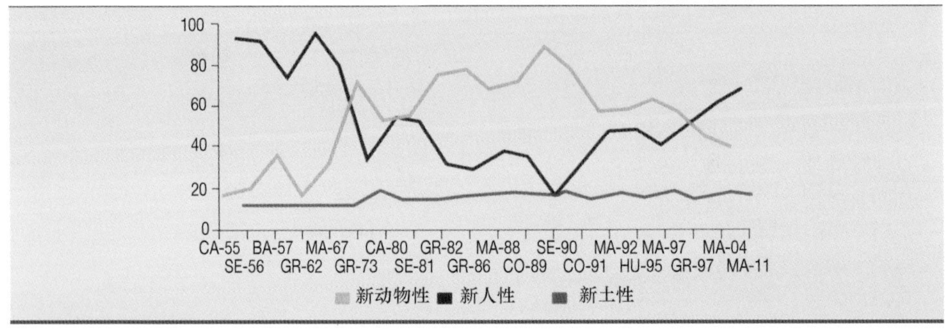

表 2-7　皮肤癣流行病学。西班牙南部（1955—2011）

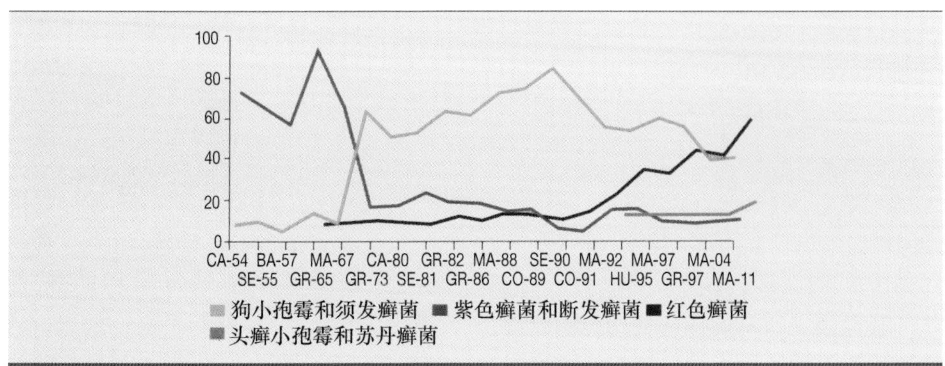

菌都是从头癣分离。絮状表皮癣菌从不侵犯头发，它通常引起股癣，虽然近年来，作为股癣主要的病原菌已被红色癣菌替代（表 2-8）。

3. 培养及鉴定

癣的诊断首先可以根据皮肤角质层、毛发和甲的直接镜检中观察到的菌丝和节孢子。虽然直接镜检不能鉴别真菌的不同菌种，在头癣，其寄生状态（如发外孢子、发内孢子或鹿角样菌丝）可为菌种鉴定提供一些线索，如第一章中所述。

表 2-8　皮肤癣菌及其主要临床表现

皮肤癣菌	临床表现
• 皮肤癣菌	• 股癣、足癣、甲癣
• 絮状表皮癣菌	• 头癣、体癣
• 狗小孢霉	• 头癣、体癣
• 石膏状小孢霉	• 甲癣、足癣、股癣
• 红色癣菌	
-须发癣菌须癣变种	• 体癣、须癣
-须发癣菌趾间变种	• 足癣
• 紫色癣菌	• 头癣
• 断发癣菌	• 头癣
• 疣状癣菌	• 头癣、体癣

然而，培养对真菌分离和鉴定通常是必需的，以达到专业和确切的真菌学诊断。

皮肤癣菌病研究中使用的培养基主要配方不同于经典的沙氏培养基。皮肤癣菌在不同的培养基上可表现出不同的形态，这也就是应用相同培养基配方的重要性。本章末物种的描述应用的是沙氏葡萄糖琼脂、真菌琼脂和马铃薯葡萄糖琼脂培养基（表 2-9）。

分离培养基

常规应用两种培养基进行真菌的分离培养：沙氏葡萄糖琼脂和含有氯霉素（或庆大霉素）和放线菌酮的沙氏葡萄糖琼脂培养基。这两种制剂均有市售。前者还可用于分离甲真菌病病原菌中对放线菌酮敏感的酵母菌和非皮肤癣菌，后者可有效抑制腐生污染真菌的生长，以避免生长速度快掩盖真正致病菌的菌落。

培养基的孵育一般是在 25℃的孵育箱中进行，皮肤癣菌菌落鉴定通常可以在 7 ～ 14 天后，基于其在分离培

表 2-9 皮肤癣菌培养基

分离培养基	
• 沙氏葡萄糖琼脂（SGA） • 沙氏葡萄糖琼脂+氯霉素+放线菌酮	皮肤癣菌、酵母菌和条件性致病菌（嗜脂酵母除外）
鉴定培养基 • 马铃薯葡萄糖琼脂	红色癣菌、须发癣菌、狗小孢霉、头癣小孢霉

养基中和显微镜下的特征来进行。

显微镜下研究的样本是用透明胶带粘取菌落表面的样本，然后置于滴注有乳酸酚棉兰（Poirrier 蓝）的载玻片上。

鉴定试验和培养基

有时单纯分离培养基不能满足明确的菌种鉴定，这就需要其他培养基或进行生理试验。

其中，最常用的有尿素酶试验和体外毛发穿孔试验，可用于鉴别须发癣菌趾间变种。其尿素酶试验和毛发穿孔试验均为阳性，红色癣菌则相反（图 2-1）。米饭培养基可用来鉴别狗小孢霉和头癣小孢霉的寡产孢株。

然而，用马铃薯葡萄糖琼脂（Potato Dextrose Agar，PDA）——一种独特的培养基，可对上面两类真菌进行鉴别。在 PDA 中，红色癣菌菌落背面呈深红色，而须发癣菌则为无色或淡黄色（图 2-2）。

同样也在 PDA 中，狗小孢霉发育不良株（透明，不产孢）呈亮橙黄色（图 2-3），并可产生大量典型的大分生孢子，而头癣小孢霉则为淡橙色菌落且无分生孢子（或只是很少且不典型）。

依据在沙氏葡萄糖琼脂和马铃薯葡萄糖琼脂培养基上的宏观和微观特征，表 2-10 列出了最常见皮肤癣菌的鉴定模式。

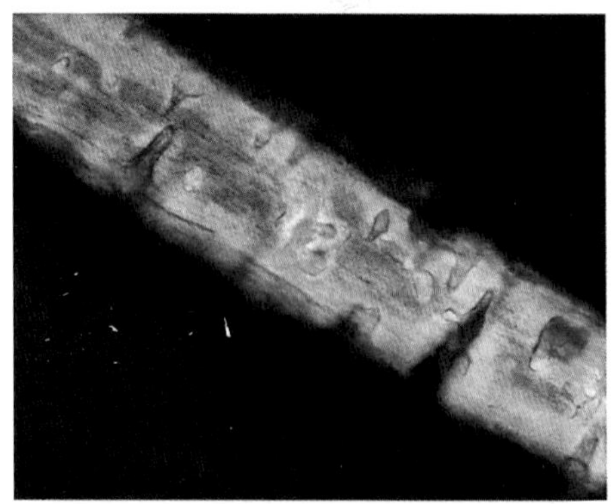

图 2-1 体外毛发垂钓试验，×400

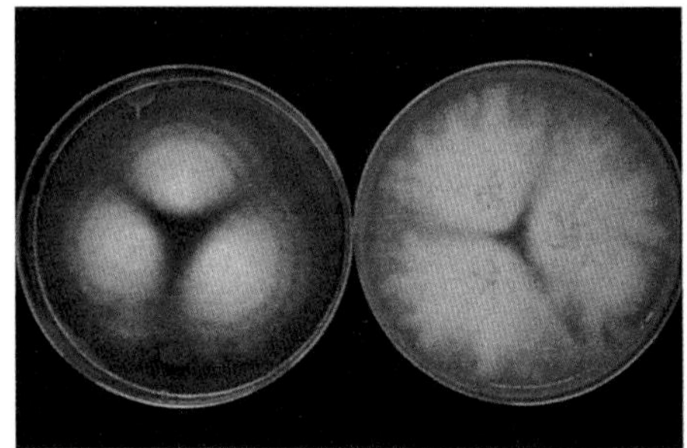

图 2-2 红色癣菌（**左**）和须发癣菌（**右**）在 PDA 上的菌落

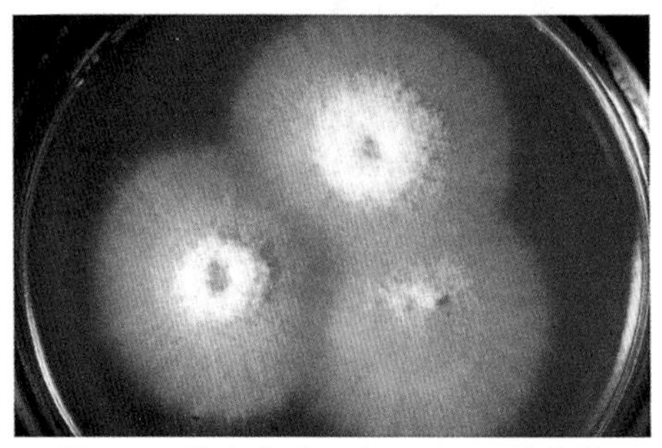

图 2-3 狗小孢霉。在 PDA 上的菌落

表 2-10　皮肤癣菌鉴定简表（V. Crespo & E. Gomez Moyano）

SGA	PDA 颜色	大分生孢子	小分生孢子	菌丝	厚垣孢子	鉴定
黄色 / 橙色，绒毛样，扁平	PDA→橘色至黄色→	（＋＋＋）粗糙、有棘突，顶端尖	（＋）		（－）	狗小孢霉
	PDA→橙色→	（－）	（－）	梳状结构、球拍状菌丝	（＋）末端	头癣小孢霉
黄棕色，颗粒状、扁平		（＋＋＋）薄壁，有棘突，不规则，3～6 个	（＋）棒状		（－）	石膏状小孢霉
无色至白色，绒毛状至光滑圆顶形	PDA→深红色→	（＋/－）雪茄样、薄壁、光滑	（＋）梨形排列于菌丝两侧		（＋/－）	红色癣菌
	PDA→黄色 / 奶油色→	（＋＋）棒状、薄壁、光滑	（＋＋＋）圆形、梨形呈簇	鹿角样，在亲动物性变种可见螺旋菌丝	（＋/－）	癣菌须发癣菌
象牙色、光滑、皱褶		（－）	（－）	串珠状菌丝	（＋）链状	疣状癣菌
紫色、深红、渗出液、圆顶形		（－）	（－）	不规则大小	（＋）	紫色癣菌
红 / 黄色、绒毛至颗粒状		（－）	（＋＋＋）形态多变、气球样细胞		（－）	断发癣菌
		（－）	（－/＋＋）多变	反向菌丝	（－）	苏丹癣菌
黄色至绿色，星芒状，扁平		（＋＋＋）香蕉样成串，光滑	（－）		（＋＋）	絮状表皮癣菌

狗小孢霉

Microsporum canis Bodin 1902

有性型：太田节皮菌

Teleomorphs：*Artrhroderma otae*

流行病学：世界性分布，多见于欧洲和北美。亲动物性，多分离自犬类。在西班牙，多数病例通过宠物猫传染。

致病性：在西班牙，狗小孢霉为头癣的主要病原菌，也是儿童体癣的常见致病菌，常致多个病灶及面部感染。

这种类型的头癣通常被称为所谓的“小孢”型，在伍德灯下显绿色荧光。

直接镜检：在头癣，可见关节菌丝包绕毛干，类似马赛克样，为独特的镶嵌菌丝（马赛克发外菌丝）。在体癣或面癣，可见透明分隔菌丝。

培养：在沙氏葡萄糖琼脂培养基上，菌落生长快速，绒毛状，表面为微黄色，背面为橘黄色。许多临床患者分离株几近光滑无色，镜下无分生孢子，类似于头癣小孢霉（“发育不良”株）（图 2-4）。

发育正常菌株在 PDA 上可产生大量大分生孢子。典型孢子孢壁厚而带有棘突，顶部略弯曲，通常包含有 5 ～ 10 个分隔。在年轻的菌落，可以观察到不成熟、无隔膜的大分生孢子。但罕见棒状小分生孢子，后者为小孢霉属所共有（图 2-5、2-6）。

特殊培养基与试验：发育不良菌株在 PDA 或米饭培养基中可恢复其菌落及镜下特征。依作者的经验，实验室中罕见的狗小孢霉歪曲变种（*M. canis* var. *distortum*，可形成歪曲的大分生孢子），在 PDA 中也可恢复其原有的典型特征。

体外毛发穿孔试验阳性。

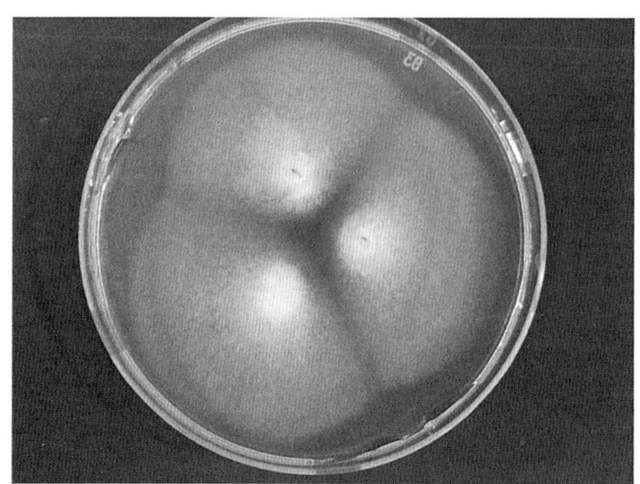

图 2-4　狗小孢霉。在 SGA 上的菌落

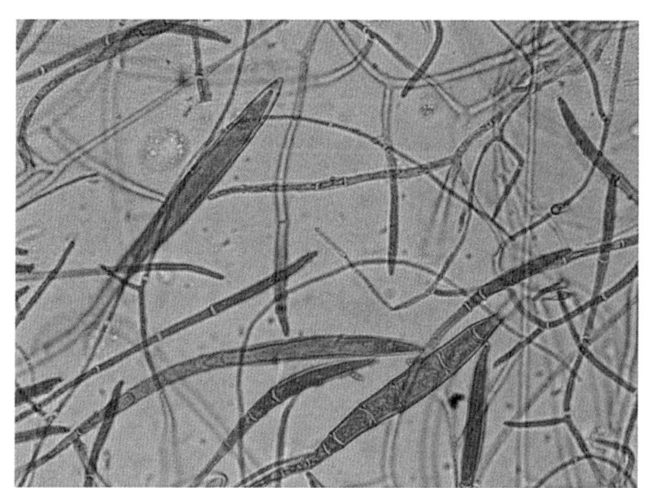

图 2-5　狗小孢霉。发育不良的大分生孢子，×400

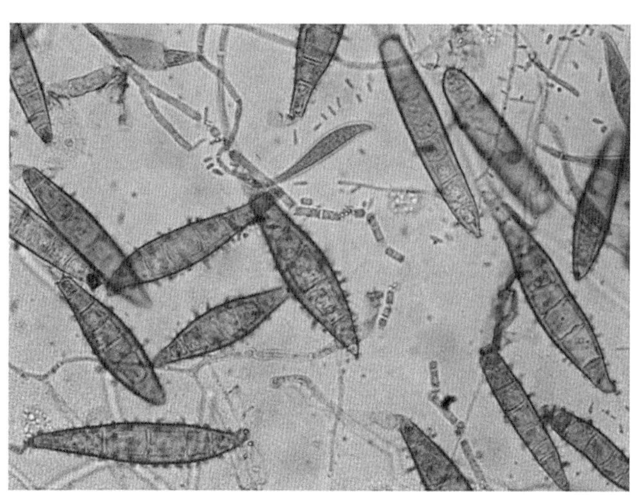

图 2-6　狗小孢霉。典型大分生孢子和小分生孢子，×400

石膏状小孢霉

Microsporum gypseum（Bodin）Guiart et Grigorakis 1928

有性型：内弯节皮菌和石膏样节皮菌

Teleomorphs：*Arthroderma incurvatum* and *A. Gypseum*

流行病学：世界性分布，亲土性皮肤癣菌。栖息于土壤中，可通过“毛发垂钓试验”分离。也可从小型啮齿动物或其他动物的皮毛中分离到，感染可从这些动物传染给人。

致病性：到目前为止，石膏状小孢霉属是引起人类感染最常见的一种亲土性真菌，但在作者所在实验室只占皮肤真菌的 2% ～ 5%，且数十年来一直稳定在该范围内。

石膏状小孢霉主要引起头癣和体癣，感染主要发生在暴露部位，如面、手、前臂和腿。在伍德灯下，石膏状小孢霉头皮感染处几乎不显示荧光。

直接镜检：在头癣，可见链状节孢子围绕毛干；在光滑皮肤，可见透明分隔菌丝。

培养：在沙氏葡萄糖琼脂培养基上，菌落生长迅速，5 ～ 7 天成熟。菌落扁平颗粒状，表面为典型的黄棕色，背面米黄色到红褐色（图 2-7）。

显微镜下特征：镜下见大量薄壁、粗糙大分生孢子，3 ～ 5 个分隔。顶端钝圆，有时可见“鼠尾”状的附属结构。小分生孢子也很丰富，呈棒状（图 2-8、2-9）。

特殊培养基与试验：沙氏葡萄糖琼脂培养基可进行鉴定，无需特殊培养基。体外毛发穿孔试验阳性。

早熟小孢霉为另一种罕见的亲土性皮肤癣菌，可形成类似的菌落，但背面为黄色，形成更大的包含有 6 ～ 9 个分隔的大分生孢子，体外毛发穿孔试验阴性。

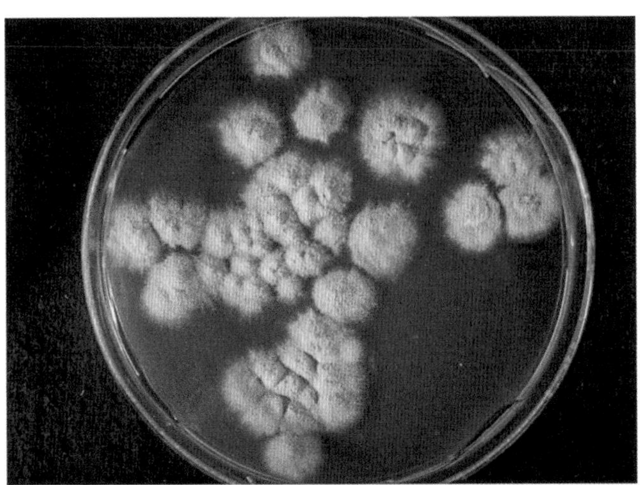

图 2-7　石膏样小孢霉。在 SGA 上的菌落

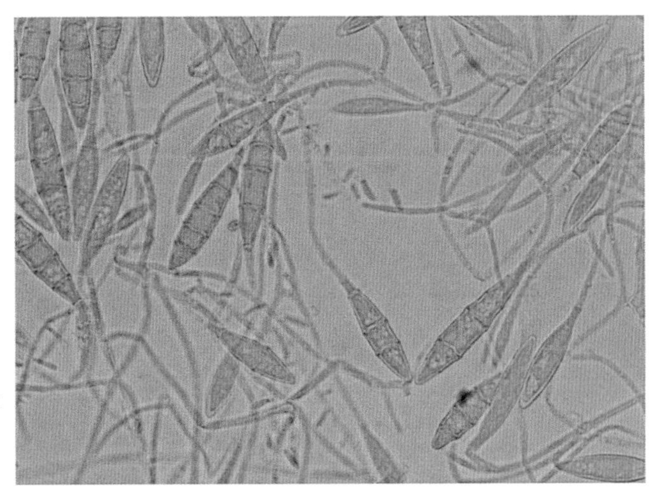

图 2-8　石膏样小孢霉。大分生孢子和小分生孢子，×400

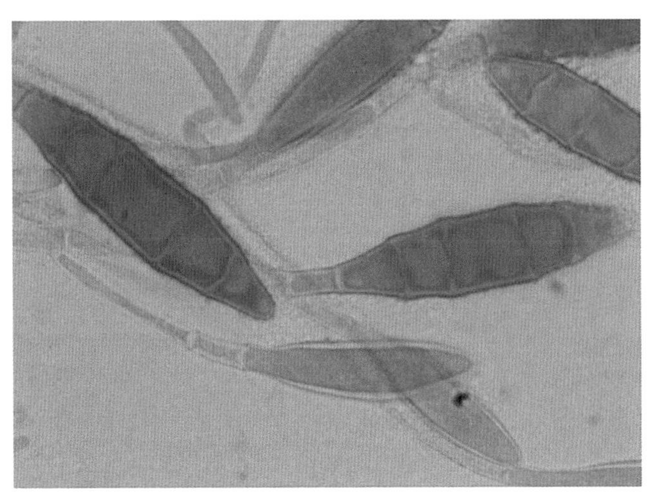

图 2-9　石膏样小孢霉。大分生孢子，×1000

头癣小孢霉

Microsporum audouinii Gruby 1843

有性型：未知

流行病学：亲人性皮肤癣菌，世界性分布。目前主要见于非洲、东欧和海地，北美和西欧罕见，主要见于移民。

致病性：引起青春期前儿童头癣和体癣，成人可被继发传染。伍德灯下皮损显示为绿色荧光。

直接镜检：病发表现为镶嵌的发外菌丝，类似于狗小孢霉。

培养：在沙氏葡萄糖琼脂培养基上，菌落生长中等速度，绒毛或丝绒状，表面白色，背面为浅橙色。在 PDA 中颜色更显著（图 2-10、2-11）。

大部分菌株既没有大分生孢子，也无小分生孢子。其独特结构为营养性菌丝末端形成的梳状菌丝、球拍状菌丝及末端厚垣孢子（图 2-12）。

特殊试验与培养基：在 PDA，菌落的正反面都呈现为独特的橙红色。在米饭培养基则呈现为褐色。

毛发穿孔试验阴性。

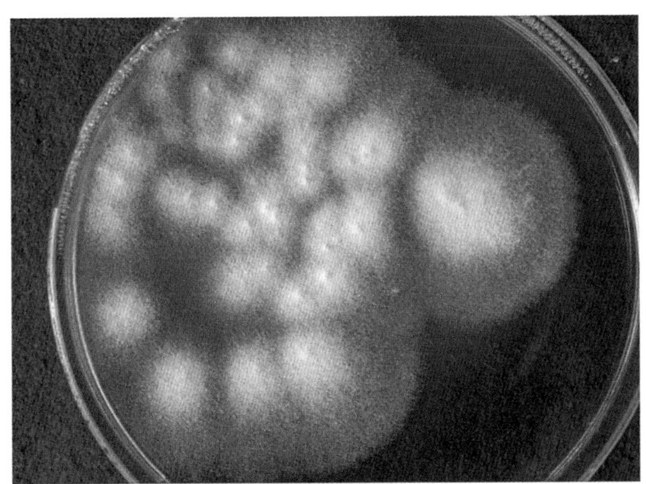

图 2-10　头癣小孢霉。在 SGA 上的菌落

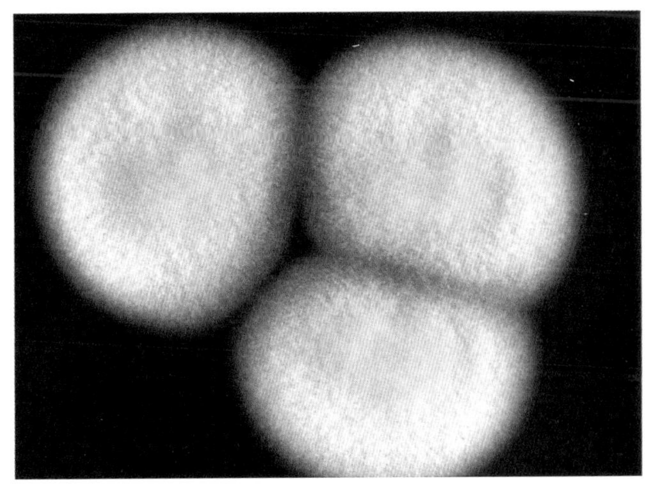

图 2-11　头癣小孢霉。在 PDA 上的菌落

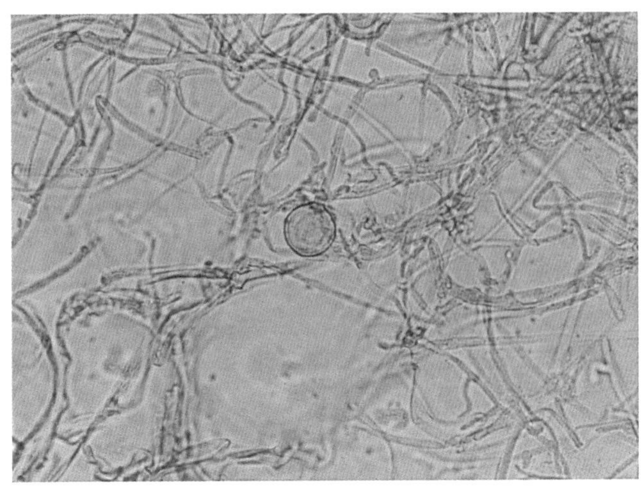

图 2-12　头癣小孢霉。末端厚垣孢子，×400

桃色小孢霉

Microsporum persicolor（Sabouraud）Guiart et Grigorakis，1928

有性型：桃色节皮菌

Arthroderma persicolor

流行病学：世界性分布，西班牙少见。亲动物性皮肤癣菌，宿主为小的啮齿动物和蝙蝠，有时可见于犬。

致病性：体癣致病菌，偶尔可致头癣。

直接镜检：透明分隔菌丝。

培养：在沙氏葡萄糖琼脂培养基上，菌落生长快速，与须发癣菌须癣变种相同（图 2-13）。颗粒或粉末状，颜色白色到黄色，或为粉色，背面无色或红色。显微镜下小分生孢子丰富，圆形或梨形，簇状排列，同须发癣菌。同石膏样小孢霉相似的是，大分生孢子也很丰富，薄壁，主要见于末端，该特征使其转属至小孢霉属。有些菌株还可见到弯曲的螺旋菌丝（图 2-14、2-15）。

特殊试验与培养基：体外穿孔试验阳性。不同于须发癣菌的是，该菌种在 37℃生长不良。在不含有葡萄糖的 1% 蛋白胨琼脂上，菌落呈现特征性粉色。有性型的研究使其表现出与须发癣菌明显的区别。

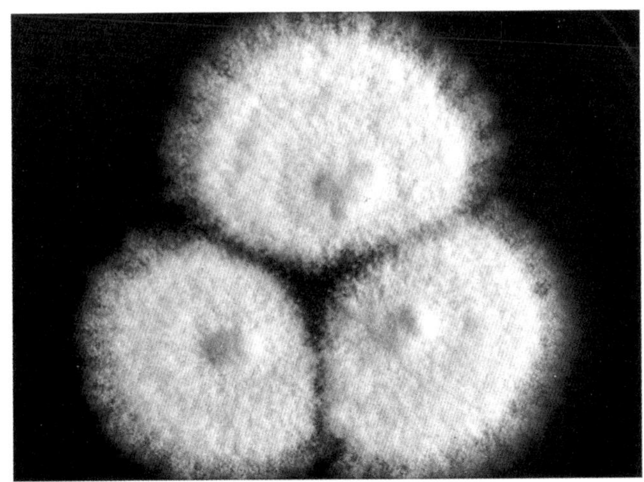

图 2-13　桃色小孢霉。在SGA上的菌落

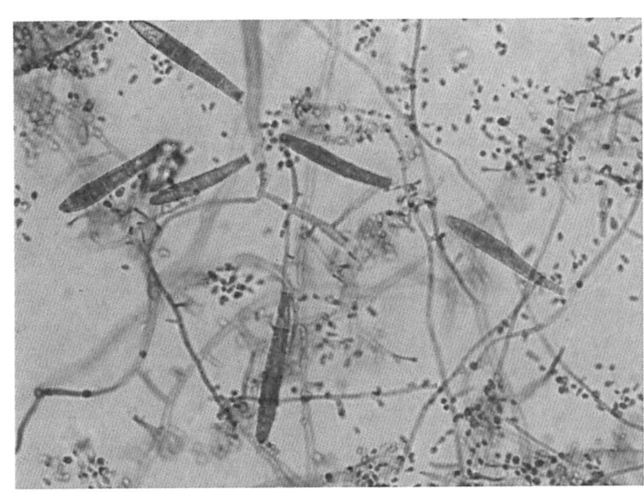

图 2-14　桃色小孢霉。大分生孢子和小分生孢子，×400

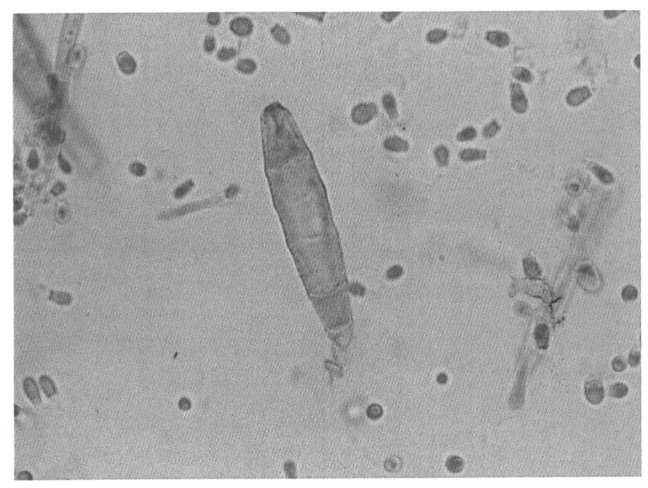

图 2-15　桃色小孢霉。大分生孢子，×1000

须发癣菌

Trichophyton mentagrophytes Robin 1853

有性型：苯黑末节皮真菌和万博节皮菌

Arthroderma benhamiae and *A. vanbreuseghemii*

流行病学：世界性分布。有两个主要变种：第一个变种为亲动物性皮肤癣菌，寄生在小型啮齿动物（兔子、仓鼠和刺猬等），它们很容易将病菌传染给人；第二个变种为须发癣菌趾间型变种，是亲人类的。

其他的变种，像须发癣菌刺猬变种或须发癣菌五胞变种很少引起人类感染。

致病性：须发癣菌须癣变种感染人体后，通常会导致头皮、胡须和光滑皮肤的炎性病变。须发癣菌趾间变种引起足癣和甲癣。

直接镜检：在头癣，可见链状小孢子围绕毛干排列（发外型孢子），而在须癣，可见病发呈镶嵌式的发外孢子。

培养：在沙氏葡萄糖琼脂培养基中，菌落生长快速，亲动物性变种颗粒状，表面白色奶油状。亲人性为白色绒毛状。两者背面均为黄色到棕色（图 2-16）。

显微镜下特征：在亲动物性变种，小分生孢子大量，圆形或梨形，主要丛生或沿菌丝生长。多数菌株可见薄壁光滑、棒状大分生孢子及螺旋状菌丝。该变种还常见花簇样菌丝，后者与有性期中子囊果周围出现包被菌丝类似。而在亲动物性变种，只可见泪滴样小孢子，类似于红色癣菌（图 2-17、2-18）。

特殊培养基与试验：尿素酶和毛发穿孔阳性。

在马铃薯葡萄糖琼脂培养基上，菌落背面为奶油色或黄色。

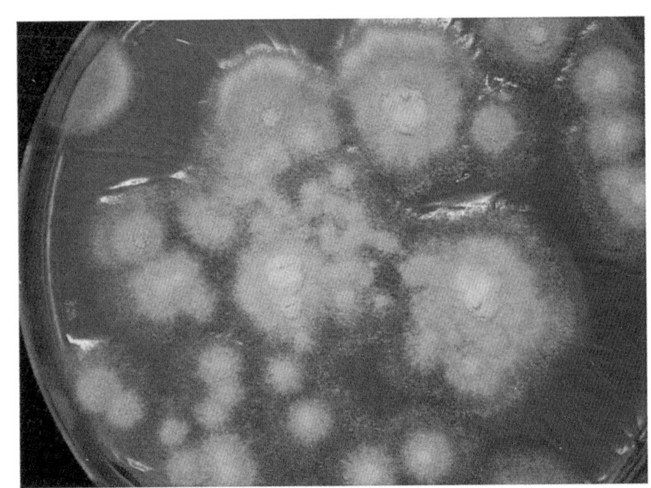

图 2-16 须发癣菌须癣变种。在 SGA 上的菌落

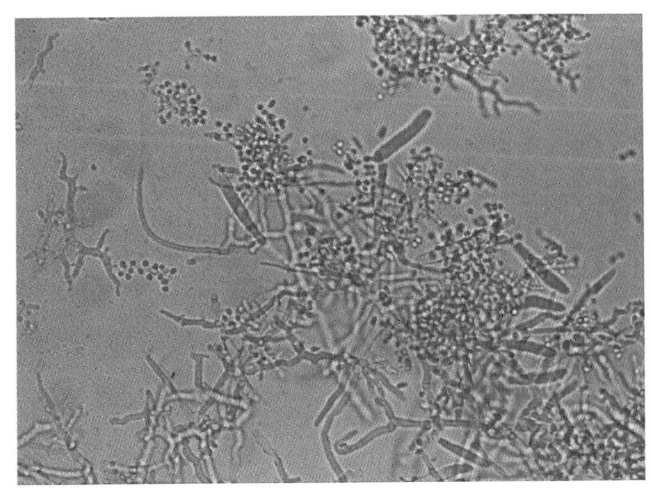

图 2-17 须发癣菌须癣变种。小分生孢子，×200

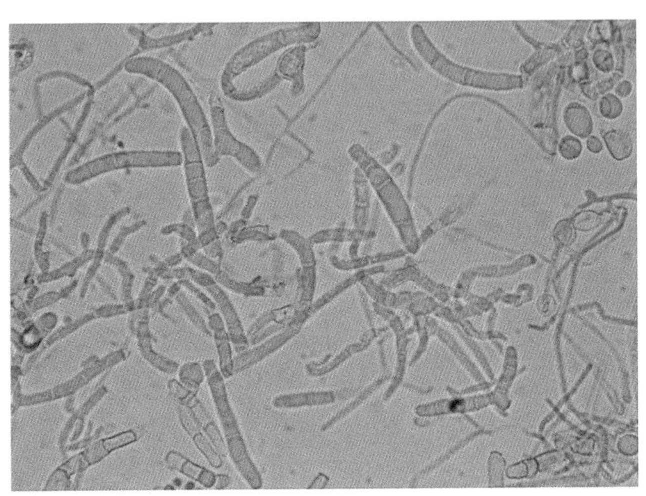

图 2-18 须发癣菌须癣变种。大分生孢子，×400

红色癣菌

Trichophyton rubrum（Castellani）Sabouraud 1911

有性型：未知

流行病学：亲人性，世界范围内分布。欧洲和美国分布最广泛、最普遍的皮肤真菌。

致病性：主要引起足癣、甲癣和股癣，但也能致光滑皮肤的慢性感染。相比之下，头皮极少被感染。

直接镜检：透明分隔菌丝。指甲样本常可见节孢子、不规则菌丝。

培养：在沙氏葡萄糖琼脂培养基中，菌落生长缓慢到中等速度。表面光滑或绒毛样，或棉絮样。前者浅乳白色，背面无色。绒毛状的菌落纯白色，背面红色、黄色或透明（图 2-19）。

显微镜特征：小分生孢子少量，泪滴形或梨形，沿菌丝排列。大分生孢子常缺乏，在颗粒状变种，可见大量、雪茄状、薄壁大分生孢子（图 2-20）。

特殊培养基与试验：尿素酶和毛发穿孔阴性。

在 PDA，菌落背面呈现独特的的波尔多葡萄酒红色，依次可与亲人性须发癣菌鉴别，后者背面为奶油或微黄色（图 2-21）。

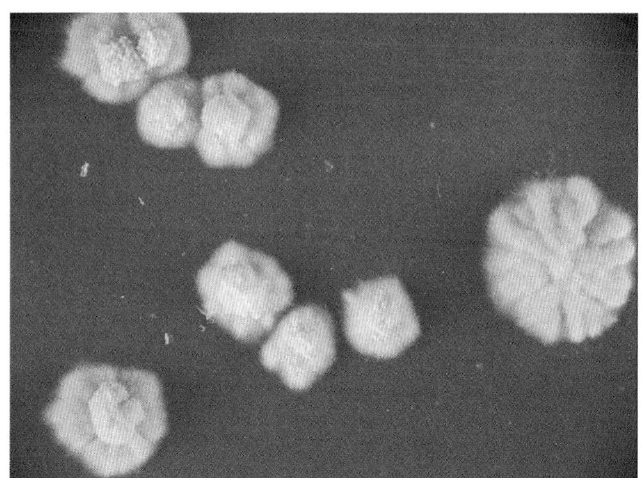

图 2-19　红色癣菌透明变种。在 SGA 上的菌落

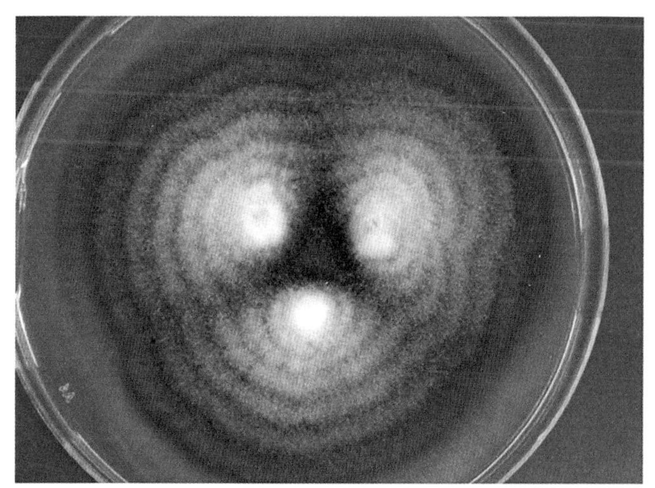

图 2-20　红色癣菌。在 PDA 上的菌落

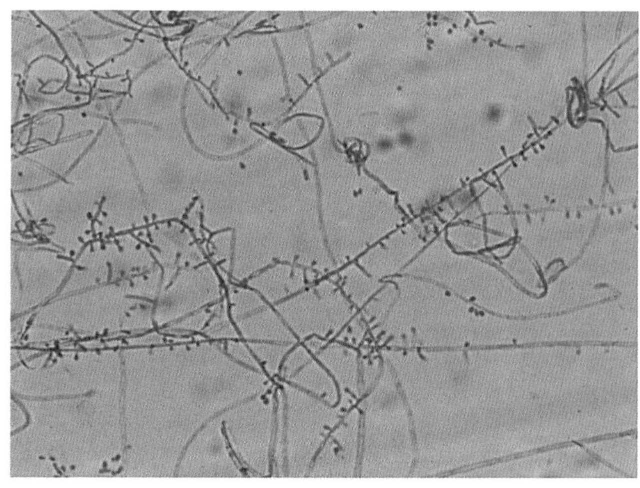

图 2-21　红色癣菌。小分生孢子在菌丝两侧，×400

苏丹癣菌

Trichophyton soudanense Joyeux 1912

有性型：未知

流行病学：亲人性物种，存在于非洲某些地区。最近几年，在西班牙的非洲移民中出现过一些感染病例。

致病性：是头癣、体癣甚至普遍感染的甲癣的病原菌。

直接镜检：在头癣，发的寄生状态为发内孢子。

培养：在沙氏葡萄糖琼脂培养基上，菌落生长缓慢，表面有绒毛或褶皱，边缘有流苏状细丝。颜色为黄色和红色，类似于断发癣菌（图 2-22、2-23）。

显微镜特征：小分生孢子也与断发癣菌类似，但通常数量更少甚至缺乏。但苏丹癣菌的突出特征是其反向生长的菌丝。也就是从同样的菌丝反方向生长出分枝。在菌落的表面和辐射状边缘处尤为明显（图 2-24）。

特殊培养基与试验：尿素酶试验通常为阴性。毛发穿孔试验阴性。

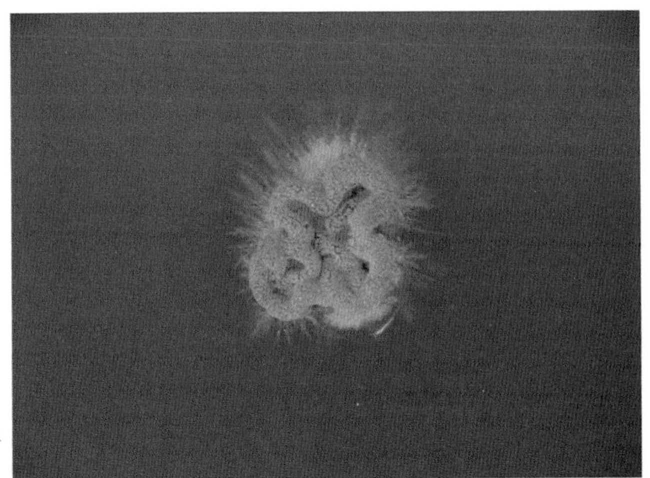
图 2-22　苏丹癣菌。在 SGA 上的菌落

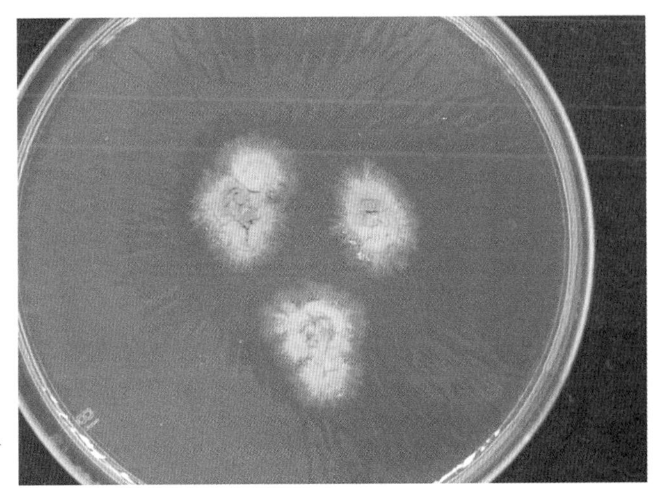
图 2-23　苏丹癣菌。在 SGA 上的菌落

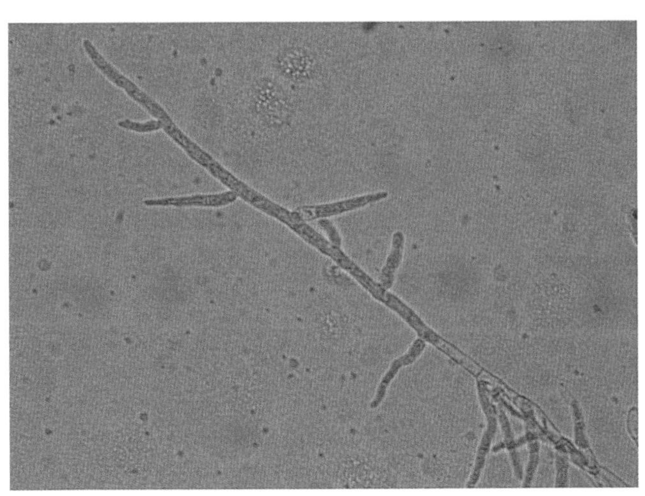
图 2-24　苏丹癣菌。反向菌丝，×400

断发癣菌

Trichophyton tonsurans Malmsten 1845

有性型：未知

流行病学：亲人性，世界性分布，但在美国和南美尤为常见。在西班牙南部发生频率很低，类似于紫色癣菌，大部分感染发生在移民中。

致病性：主要引起儿童和成人头癣。病损部位往往表现为“黑点”状，或脂溢性皮炎，较难辨认。也引起体癣和甲癣。

直接镜检：头癣病发可见发内孢子，类似于紫色癣菌。

培养：在沙氏葡萄糖琼脂培养基，菌落生长缓慢，表面平坦颗粒状，质地多变。可有褶皱、渗出或绒毛，表面棕红色（红木色）至硫磺色，背面黄色至红色（图 2-25、2-26）。

显微镜特征：小分生孢子大量，形状、大小多变，呈泪滴形、梨形、棒形或膨胀形（“球形”细胞）（图 2-27）。大分生孢子罕见，薄壁、弯曲。或见无色透明菌丝连接在两个连续有隔膜细胞中。

特殊培养基与试验：尿素酶试验阳性。大部分菌种的毛发穿孔试验阴性。菌落在硫胺介质中生长加快。

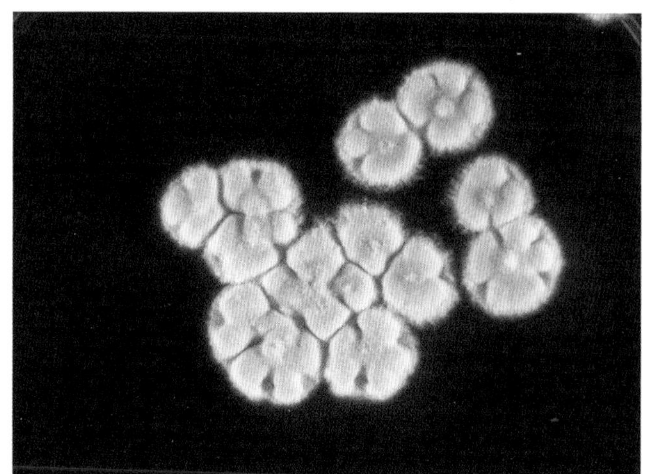

图 **2-25**　断发癣菌。在 SGA 上的菌落

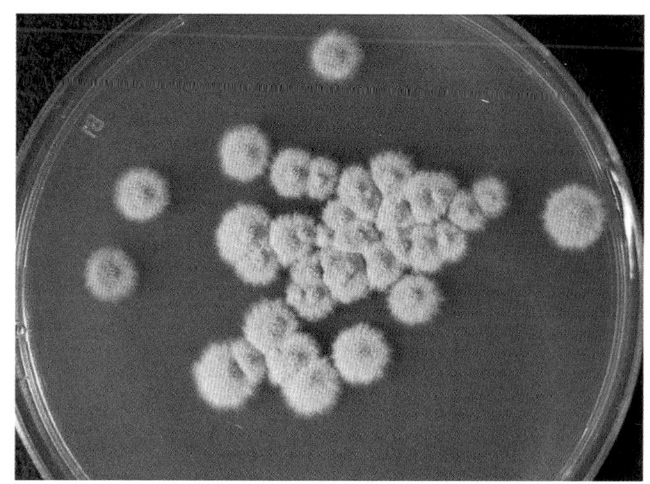

图 **2-26**　断发癣菌。红色变种在 SGA 上的菌落

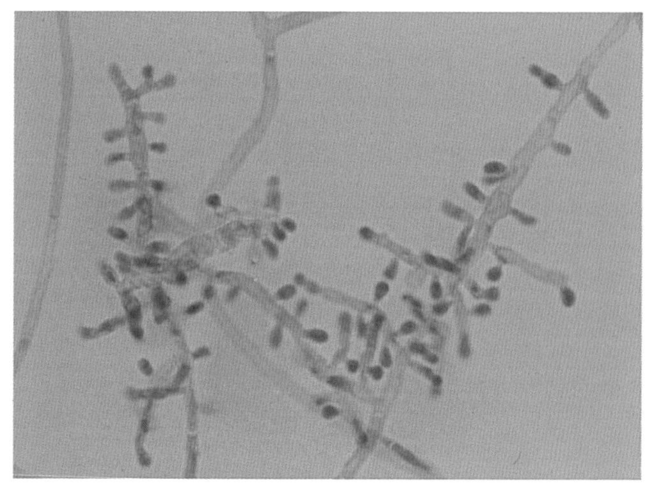

图 **2-27**　断发癣菌。小分生孢子，×400

疣状癣菌

Trichophyton verrucosum Bodin 1902

有性型：未知

流行病学：世界各地均有分布，亲动物性物种。通常寄生在牛和马等动物。在西班牙很少见，一般分离自农村患者。

致病性：可致人类头皮、胡须和其他光滑皮肤强烈炎症。

直接镜检：在头癣可见发内大节孢子呈链状围绕毛干形成菌鞘。

培养：在沙氏葡萄糖琼脂培养基上，菌落生长非常缓慢，质地光滑或有轻微绒毛，折叠或有褶皱。菌落正面白色或乳白色，背面无色（图 2-28）。

显微镜特征：大部分菌株缺乏大分生孢子及小分生孢子。典型结构是“链状”菌丝，由其特有的链状厚垣孢子构成（图 2-29、2-30）。

特殊培养基与试验：尿素酶和毛发穿孔试验阴性。菌落在 37℃生长较 25℃生长快速，在含硫胺和肌醇的培养基中生长速度加快。

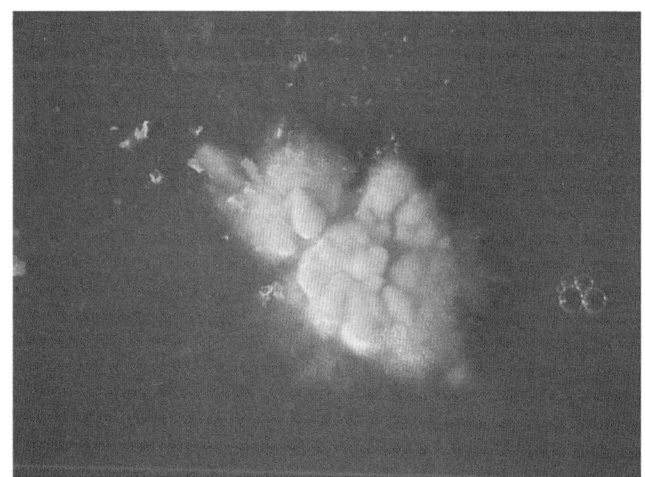

图 2-28　疣状癣菌。在 SGA 上的菌落

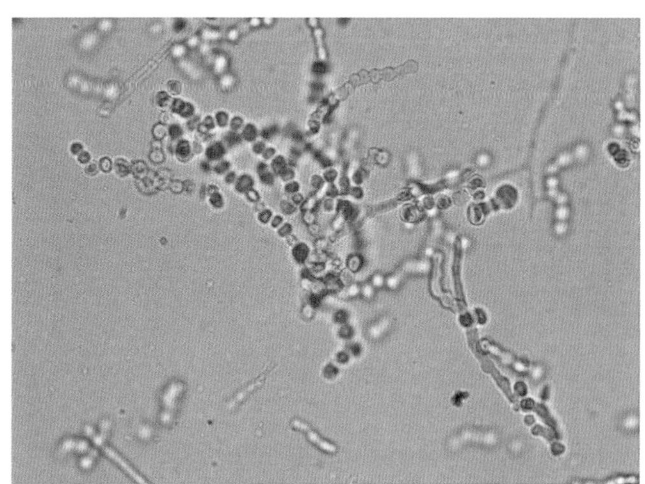

图 2-29　疣状癣菌。扭曲菌丝，×400

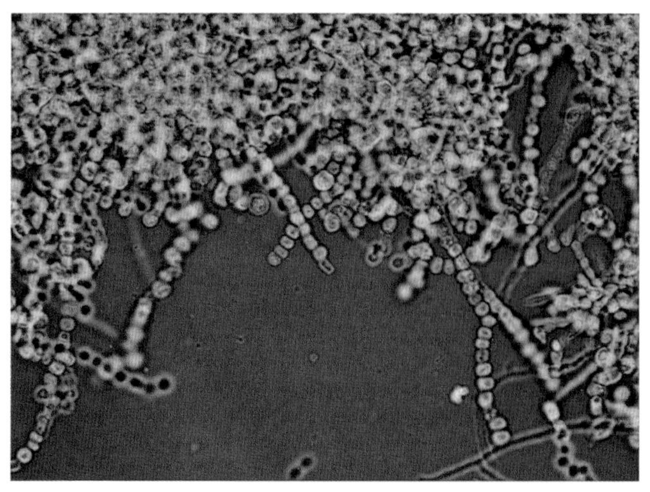

图 2-30　疣状癣菌。扭曲菌丝，×400

紫色癣菌

Trichophyton violaceum（Sabouraud）Bodin 1902

有性型：未知

流行病学：亲人性皮肤癣菌，主要见于北非和中东国家，在墨西哥和南美也有流行。在西班牙南部经常可见少数病例。

致病性：最初分离自儿童和绝经妇女的头癣，也可感染光滑皮肤和指甲。

直接镜检：头癣病发可见发内节孢子，后者较小孢霉感染的发内孢子大。

培养：在沙氏葡萄糖培养基上，菌落生长极其缓慢，呈典型紫罗兰色或深红色。菌落表面光滑或有轻微绒毛（图 2-31、2-32）。

显微镜特征：大部分菌株缺乏大分生孢子及小分生孢子。主要特征为不规则菌丝，大小异常且混合有厚垣孢子链（图 2-33）。

特殊培养基与试验：尿素酶和毛发穿孔检查结果均为阴性。

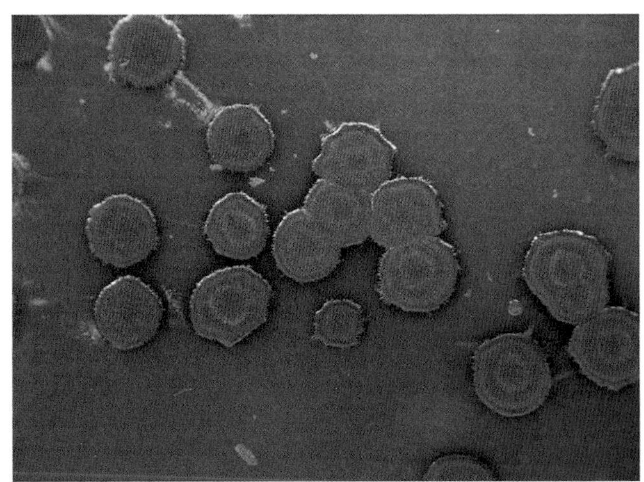

图 **2-31**　紫色癣菌。在 SGA 上的菌落

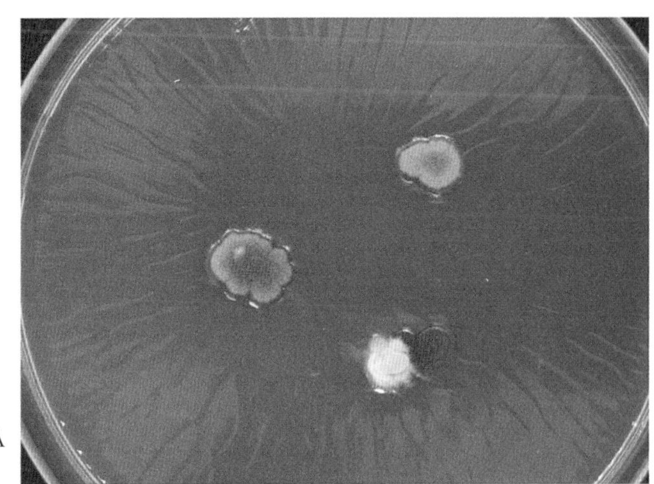

图 **2-32**　紫色癣菌。在 SGA 上菌落呈现多形性变异

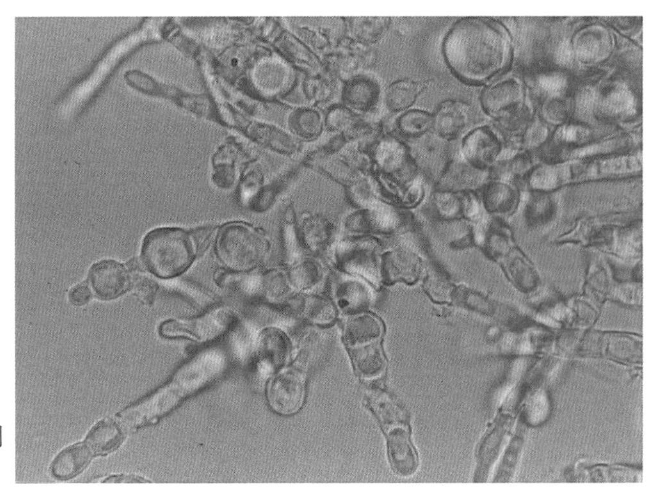

图 **2-33**　紫色癣菌。不规则菌丝与厚垣孢子，×1000

絮状表皮癣菌

Epidermophyton floccosum（Harz）Langeron et Milochevitch 1930

有性型：未知

流行病学：亲人性物种，世界性分布。

致病性：通常分离自腹股沟感染（股癣），也可致足癣和甲癣。未见感染头发。

直接镜检：在股癣可见大量透明分隔菌丝。

培养：在沙氏葡萄糖琼脂培养基上，菌落生长中等速度，扁平、丝绒状，有星型边缘。表面呈典型的黄绿色。在该培养基，早期可见白色、簇集、棉絮样气生菌丝（多形性退变）（图 2-34）。

显微镜特征：大量薄壁光滑的棒状大分生孢子，多群集。在老的菌落，可见大量不规则的厚垣孢子，无小分生孢子（图 2-35、2-36）。

特殊培养基与试验：无需用特殊的培养基或生理试验进行鉴定。培养可置于含 3% ～ 5% 氯化钠的沙氏葡萄糖琼脂培养基或稀释 10 倍的沙氏葡萄糖琼脂培养基（高盐）中，以避免形态改变。

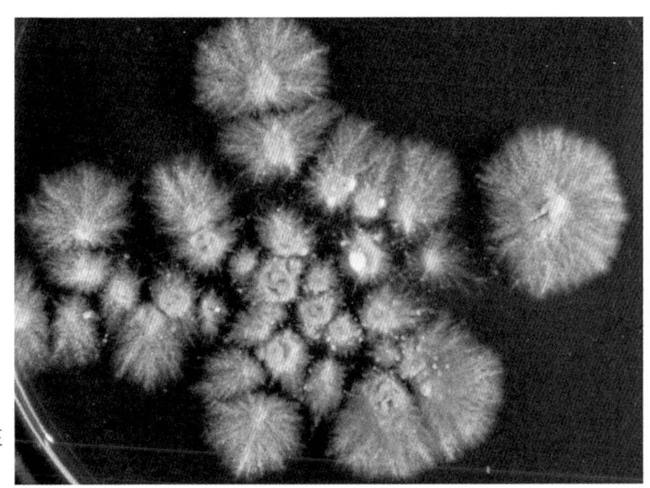

图 2-34　絮状表皮癣菌。在 SGA 上的菌落

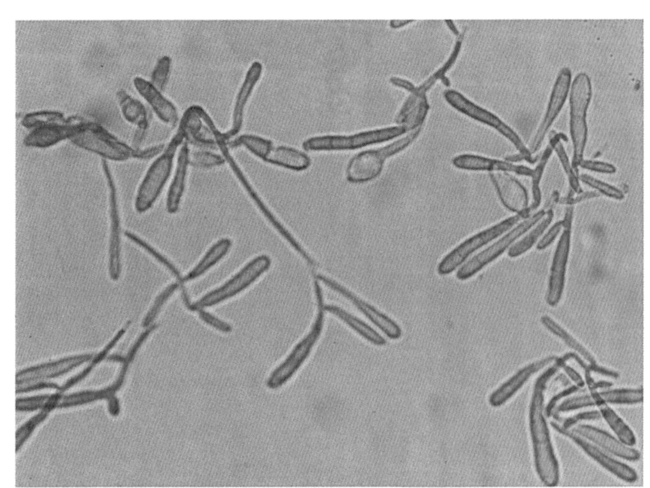

图 2-35　絮状表皮癣菌。大分生孢子，×400

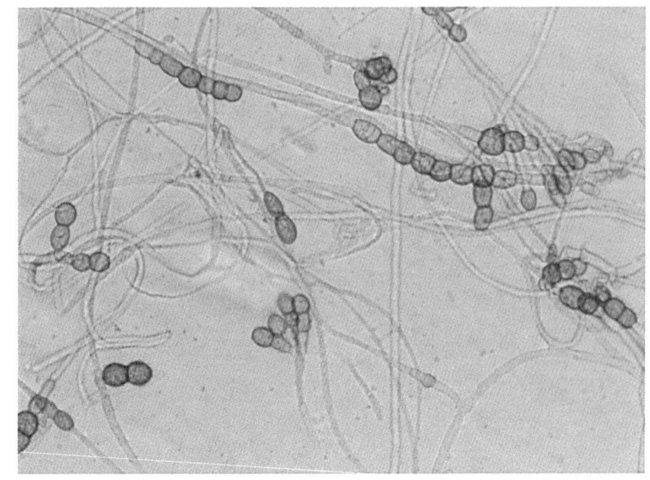

图 2-36　絮状表皮癣菌。厚垣孢子，×400

参考文献

Crespo V, Vera A, Ojeda A et al. Epidemiologia de las tiñas en España. Piel. 1999;1:175-85.

Kane J, Summerbell R, Sigler L et al. Laboratory handbook of Dermatophytes. Star Publ. Belmont, 1997.

Pereiro Miguens M, Pereiro E, Preiro M Jr et al. Incidencia de los Dermatofitos en España desde 1926 a 1994. Actas Dermosifil. 1996;87:77-84.

Rebell G, Taplin D. Dermatophytes, their recognition and identification. 2nd Ed. University of Miami Press. Miami. Fda., 1970.

Rippon JW. Medical Mycology: the pathogenic fungi and the pathogenic Actinomycetes. 3rd Ed. W.B. Saunders. Philadelphia, 1988.

Vanbreuseghem R. Guide pratique de mycologie médiale et vétérinaire. Masson. Paris, 1978.

第三章

酵母菌

1. 流行病学及分类学

临床上，由酵母菌所致的皮肤真菌病分为以下三类：皮肤黏膜念珠菌病、花斑癣和白色毛结节菌病。导致这些浅部真菌病的酵母菌分别是以白念珠菌（*Candida albicans*）为主的大部分念珠菌属的真菌，马拉色菌属中以球形马拉色菌（*Malassezia globosa*）为代表的亲脂性酵母菌，以及能暂时产生成簇节孢子的白吉利丝孢酵母（*Trichosporon beigelii*）。由荚膜酵母新型隐球酵母（*Cryptococcus neoformans*）导致的皮肤感染往往是播散性感染的皮肤表现，比较罕见，且主要在免疫受损患者中进行传播，故此次不包含在内。

念珠菌属虽种类过百，但其中只有包括白念珠菌（*C. albicans*），光滑念珠菌（球拟酵母）[*C.*（*Torulopsis*）*glabrata*]，克柔念珠菌（*C. krusei*），乳酒念珠菌（*C. kefyr*），季也蒙念珠菌（*C. guilliermondii*），近平滑念珠菌（*C. parapsilosis*），热带念珠菌（*C. tropicalis*）和葡萄牙念珠菌（*C. lusitaniae*）共 8 个种是真正意义上的人类病原菌。现已知其中 4 个种在子囊菌纲中有有性型，即克柔念珠菌的有性型东方伊萨酵母（*Issatchenkia orientalis*），乳酒念珠菌的有性型马克思克鲁维酵母（*Kluyveromyces marxianus*），季也蒙念珠菌的有性型季也蒙毕赤酵母（*Pichia guilliermondii*）及葡萄牙念珠菌的有性型葡萄牙棒孢酵母（*Clavi- spora lusitaniae*）。上述念珠菌都能在常规的分离培养基上呈现不同特征的白色酵母状菌落，除光滑念珠菌外，均能在玉米琼脂培养基上产生假菌丝。

流行病学上，上述酵母菌均为世界性分布。白念珠菌是从不同病理学状态中分离最多的酵母菌，同时也是广泛分布在人体内各个部位最常见的腐生生物（在消化道占 0 ～ 55%，阴道中占 2% ～ 68% 和口腔中占 2% ～ 41%）。其余的种类涉及不同程度的人类疾病，其中作为口腔致病菌的热带念珠菌，致病率仅次于白念珠菌；而光滑念珠菌是阴道炎最常见的致病菌；由于克柔念珠菌对氟康唑的耐药性，使得现引起人体全身性感染的概率加大；近平滑念珠菌存在于普通健康人及患甲真菌病人的指甲中。

从病原学角度，从皮肤病灶或临床可疑感染的黏膜分离的白念珠菌应被视为致病的。但是，单纯分离出的其他物种则不尽然，必须满足一定的条件或标准才能确认其致病性（表 3-1）。

马拉色菌属目前包括约 14 种，共同特点是亲脂性以及同酵母菌一样的单极顶端出芽繁殖，其中有些种类可产生假菌丝。几乎所有马拉色菌属真菌都是从人体皮脂溢性区域处分离的共生菌群，尤其是合轴马拉色菌（*Malassezia sympodialis*）、球形马拉色菌（*M. globosa*）和限制马拉色菌（*M. restricta*）。但糠秕马拉色菌（*M. furfur*）和蛎壳马拉色菌（*M. obtusa*）较为罕见，厚皮马拉色菌（*M. pachydermatis*）似乎更适合生长在宠物的皮肤上，已经发现其能导致宠物外耳炎。

球形马拉色菌是花斑癣的主要致病菌。尽管球形马拉色菌和限制马拉色菌可从脂溢性皮炎患者的面部和头皮病灶处分离出，它们在该病发病机制中所起的作用仍需要进一步研究。米奇利（Midgley，2000）及克雷斯波和德尔加多（Crespo & Delgado，2002）分别就马拉色菌酵母的致病性发表过综述，以论述其在脂溢性皮炎以及诸如特异性皮炎、毛囊炎、新生儿脓疱病、融合性网状乳头瘤病和甲真菌病等不同皮肤病疾患条件下的致病性。

表 3-1 非白念珠菌分离菌的致病性标准

1. 临床资料
2. 直接镜检：观察到大量的芽孢和（或）假菌
3. 培养：
1）分离到呈优势生长的单一菌种
2）在随后的第二次培养中得到证实

基于 Guého 等的综述性文章，**丝孢酵母属**若按照分子特征进行分类（Guého，1992），隶属于担子菌纲，与线状黑粉菌属（*Filobasidiella* spp.）相关联，后者为隐球菌属（*Cryptococcus*）的有性型。双命名法的白色丝孢酵母实际包含了 5 个不同的种，分别为阿萨希丝孢酵母（*Trichosporon asahii*）、皮肤丝孢酵母（*T. cutaneum*）、皮瘤丝孢酵母（*T. inkin*）、黏液样丝孢酵母（*T. mucoides*）和卵形丝孢酵母（*T. ovoides*）。这些种均分离自白色毛结节菌病患者腋下、腹股沟或头皮，但阿萨希丝孢酵母也能导致深部感染。这些物种的鉴定指南还在 Guého 等（1994）的综述中得到了诠释。白色毛结节菌病是温带温暖环境下常见的疾病，但由于其症状轻微，很多情况下可能存在漏诊。

2. 标本采集

对于念珠菌病，通常用无菌拭子从皮肤褶皱处、口腔或阴道黏液等湿润的病灶处取样。因为酵母菌不耐干燥，在棉花拭子上仅能存活较短时间，所取样本如不立即使用，需要置于运载液中。但若在干燥的病损如甲真菌病的手指甲等处进行取样，只需要常规的刮削即可。

对于白色毛结节菌病，需要用镊

子夹取被感染的毛发进行取样。

对于花斑癣病，多数情况下不需要进行培养，可以用透明胶带取样后直接显微观察。

3. 直接镜检

对于念珠菌感染，直接镜检可见卵圆形的出芽酵母，大多数情况下还可见到假菌丝（图 3-1）。

在白色毛结节菌病中，结节是由大量的节孢子围绕在毛发周围所形成的致密结构（图 3-2）。

对于花斑癣，出芽孢子成簇分布于粗短的假菌丝片段中，应用蓝色派克墨汁，能迅速且明显着色并可以被观察到。出芽孢子几乎完全是球形的，其形态学特性与球形马拉色菌培养物一致。通过直接镜检观察到的花斑癣显微图片非常有特点，被称为“意大利面加肉丸”（图 3-3）。

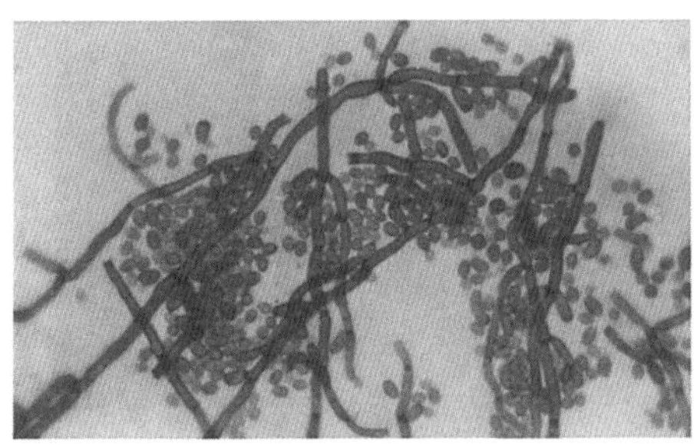

图 3-1 皮肤念珠菌病。KOH +墨汁 ×400

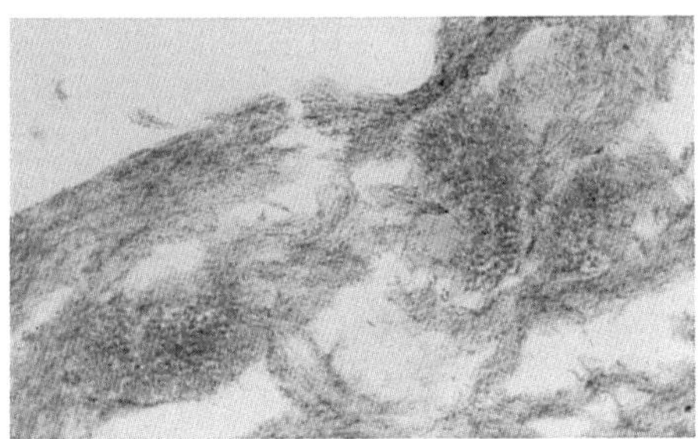

图 3-2 白色毛结节菌病，被感染的头发。KOH +墨汁 ×400

4. 培养和鉴定

分离培养基

沙氏葡萄糖琼脂（Sabouraud Glucose Agar，沙氏培养基）

除了马拉色菌属的亲脂性酵母需要富含脂质的复合培养基及特定的温度和湿度条件下生长，本章节中涉及到的其余酵母菌均能在沙氏葡萄糖琼脂培养基，室温或 25℃生长良好，尽管其在 37℃生长得更快。除白念珠菌外，所有其他念珠菌属种对放线菌酮均敏感，并且跟真菌一样，不能在含有此抗生素的分离培养基（也即真菌分离培养基）上生长（表 3-2）。

在沙氏培养基上，丝孢酵母属表

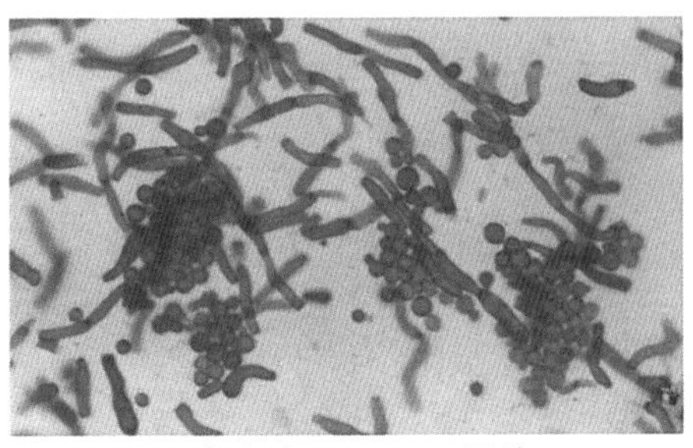

图 3-3 花斑癣。KOH +墨汁 ×400

表 3-2 酵母菌分离培养基

念珠菌属和丝孢酵母属	马拉色菌属
• 沙氏葡萄糖琼脂 • 沙氏葡萄糖琼脂+氯霉素+放线菌酮 • 念珠菌显色平板	• 改良狄克逊琼脂培养基

现为褐色、潮湿或黏液状、表面褶皱的菌落。

改良狄克逊琼脂（Modified Dixon Agar）

培养马拉色菌的改良狄克逊琼脂培养基组成为：麦芽提取物（Difco公司）3.6%、蛋白胨0.6%、牛胆（Difco公司）2%、吐温40（Sigma公司）1%、甘油0.2%、油酸0.2%、琼脂1.2%，氯霉素500 mg/L和放线菌酮500 mg/L。培养需要在恒温箱30～32℃下进行，若应用培养皿，则需要将其置于塑料袋内以防止干燥。菌落在一周后可以观察到，形态独特且具有气味，但种的鉴定仍需要进行生理试验。

念珠菌显色培养基（*CHROMAgar®*）

所有念珠菌属真菌在沙氏培养基上均表现为形态相似的菌落——白色、圆形、奶油状，且光滑。因此出现了大量的有关于特异性培养基的研究，以期使不同的念珠菌菌种，或者至少医学上重要的菌种的菌落可呈现不同形态学特征。应用最广泛的培养基是念珠菌显色培养基（*CHROMAgar®*），内含的产色物质能根据不同念珠菌所代谢的特异性酶而发生颜色的变化（图3-4），使其能够初步鉴定出白念珠菌、克柔念珠菌和热带念珠菌，尽管我们认为这种培养基的主要价值在于揭示混合感染，后者在甲真菌病中较为常见。

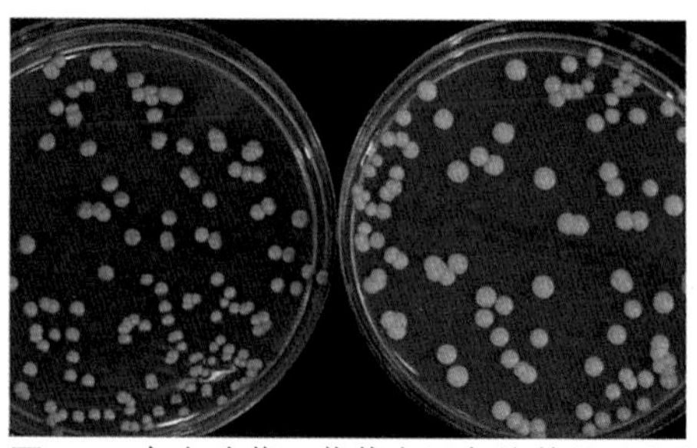

图3-4 白念珠菌。菌落在显色培养基（左）和沙氏培养基（右）

鉴定试验

酵母菌的鉴定基于形态学标准（宏观和微观的）以及生理生化试验。

a）鉴定念珠菌属和丝孢酵母属真菌的**形态学标准**通常是在含1%的吐温和80%的**玉米琼脂培养基（CMA）**上显微观察发芽或**芽管试验**。如前所述，念珠菌显色培养基能通过菌落颜色的改变初步鉴定一些物种。

芽管试验可用于白念珠菌的快速鉴定，因其是唯一一种能产生芽管的菌种。在血清或者蛋清中37℃培养2～3小时，显微镜下便可容易地观察到芽管（图3-5）。

在玉米琼脂培养基上的形态学研究提供了更多的数据。该试验是把酵母菌菌落接种在培养基（达尔莫板）

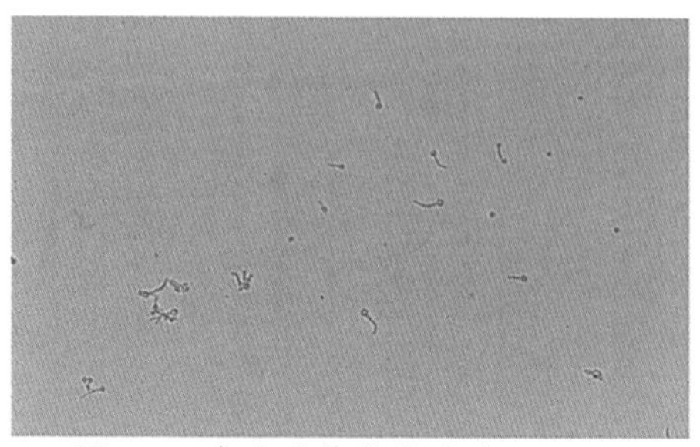

图3-5 白念珠菌芽管试验，×200

的表面两个深的平行的切口上，并在上面覆盖一个盖片，置于25℃恒温箱培养48小时后，掀开盖玻片，将平板直接放在显微镜下观察。

在CMA，白吉利丝孢酵母能产生大量圆形和圆柱状的节孢子，光滑念珠菌是致病性念珠菌属真菌中唯一不产生假菌丝的物种，白念珠菌是唯一能产生厚垣孢子的物种（跟都柏林念珠菌一样，但可通过念珠菌显色培养基进行区分），而近平滑念珠菌、热带念珠菌、克柔念珠菌及蒙念珠菌根据其产生假菌丝的特性可初步判定，虽然最终鉴定可以通过生理生化试验进行。

b）生理生化试验在酵母菌鉴定中主要是基于不同种类的酵母菌同化或发酵各种碳源和氮源的能力。目前已有一些商业的试剂盒能快速简便地鉴定酵母菌。其中，最常用的是在API 20C® 和32C®（生物梅里埃、维特克公司）、Minitek®（Becton Dickinson公司）及MicroScan®（巴克斯特公司）和巴斯德系统。对于马拉色菌，通过宏观和微观形态学特征只能将具有圆形酵母细胞的球形马拉色菌与其他椭圆形酵母细胞区分开，而限制马拉色菌是唯一一种缺乏过氧化氢酶的物种。马拉色菌属中其他的

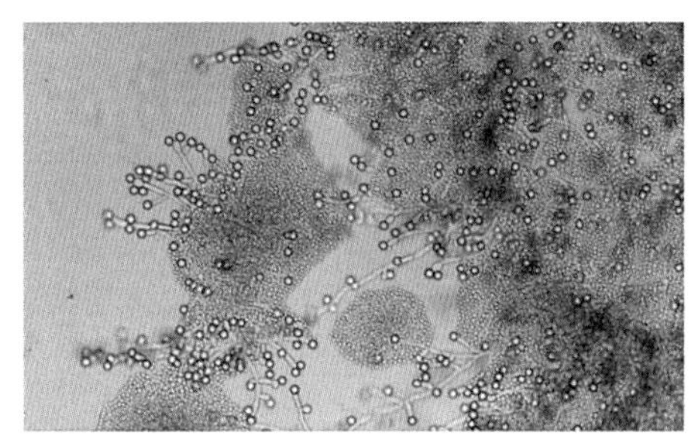

图3-6　白念珠菌。玉米培养基上的厚垣孢子，×200

物种需要通过对脂质（吐温20、40、60、80），并添加蓖麻油（聚氧乙烯蓖麻油）和七叶苷的同化作用试验来进行鉴定。

c）分子生物学方法。用形态学和生理生化特征等传统方法对酵母菌进行鉴定难度较大，需要经验丰富的专家。鉴于临床或工业的应用，快速且准确地鉴定微生物的需求日益见长。因此，分子生物学的方法已被广泛使用，并且最近利用基质辅助激光解吸电离飞行时间质谱已被证明是一种分类学上更有效的办法。虽然这种质谱可供工业用的酵母菌分类数据是有限的，而商业的数据库几乎包括了所有临床微生物。用此办法鉴定物种比免疫学、生理生化试验更快、更准确和更廉价。可能在未来的几年成为医学微生物学实验室鉴定物种的标准方法。

白念珠菌

Candida albicans（Robin）Berkhout，1923

流行病学：广泛分布的物种。

生态学：人体的胃肠道、口腔、阴道等。

临床表现：浅部、深部或全身念珠菌病的主要致病菌。通常作为腐生生物存在于很多健康人体，当临床感染发生时，应寻找可能存在的诱发因素，后者可以是局部的（潮湿、浸渍）或广泛的（年龄、怀孕、抗生素治疗、免疫抑制）。

直接镜检：假菌丝和芽分生孢子。

培养：

- **沙氏培养基：**奶油状的，白色有光泽的菌落。可在培养 48 小时后观察到（图 3-7）。
- **显色培养基：**绿色。

专项试验：

a）芽管试验：在血清中培养时（＋）。

b）玉米培养基：

- 假菌丝：（＋）典型、成串（图 3-8）。
- 厚垣孢子：（＋）大量、具有特征性。
- 节孢子：（－）。

c）生理生化试验：典型的同化作用模式。

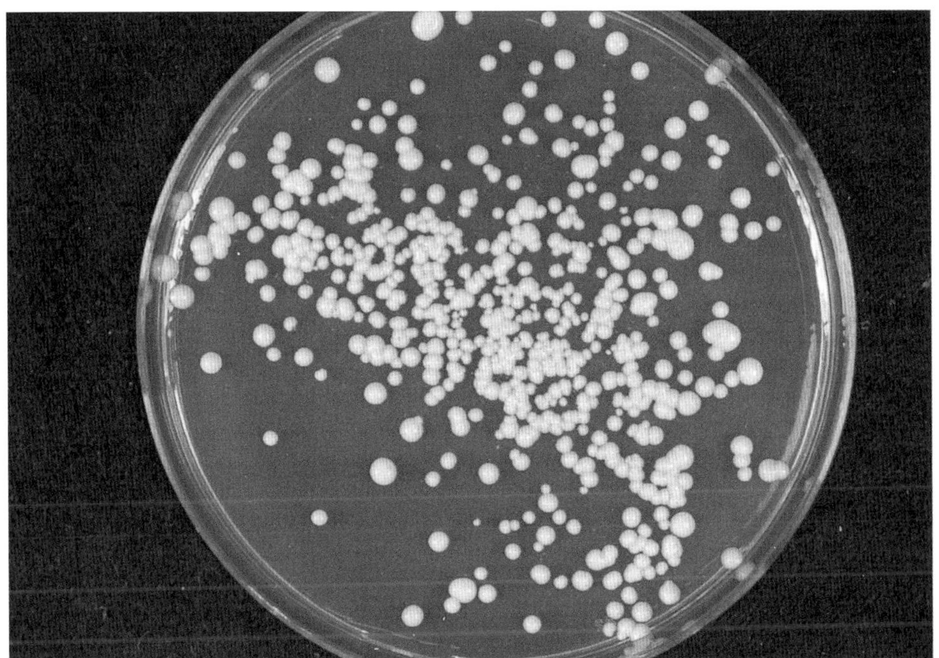

图 3-7 白念珠菌。沙氏培养基上的菌落

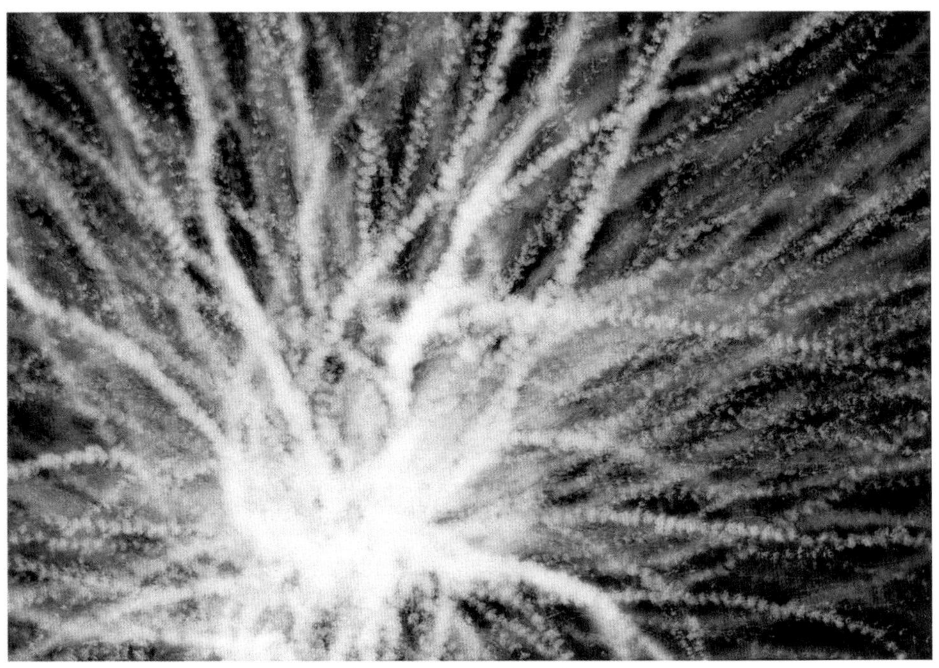

图 3-8 白念珠菌。成串的假菌丝，×100

近平滑念珠菌

Candida parapsilosis（Ashford）Langeron et Talice 1932

流行病学：广泛分布的物种。

生态学：人类。

临床表现：甲真菌病和条件性真菌感染患者的致病菌。

直接镜检：成簇的芽分生孢子。

培养：

- **沙氏培养基**：奶油状，白色有光泽。菌落可在培养48小时后观察到。不能与白念珠菌区分开（图3-9）。
- **显色培养基**：浅粉色。

专项试验：

a）芽管试验：（－）。

b）玉米培养基：

- 假菌丝：（＋），典型、鹿角状（图3-10）。
- 厚垣孢子：（－）。
- 节孢子：（－）。

c）生理生化试验：典型的同化作用模式。

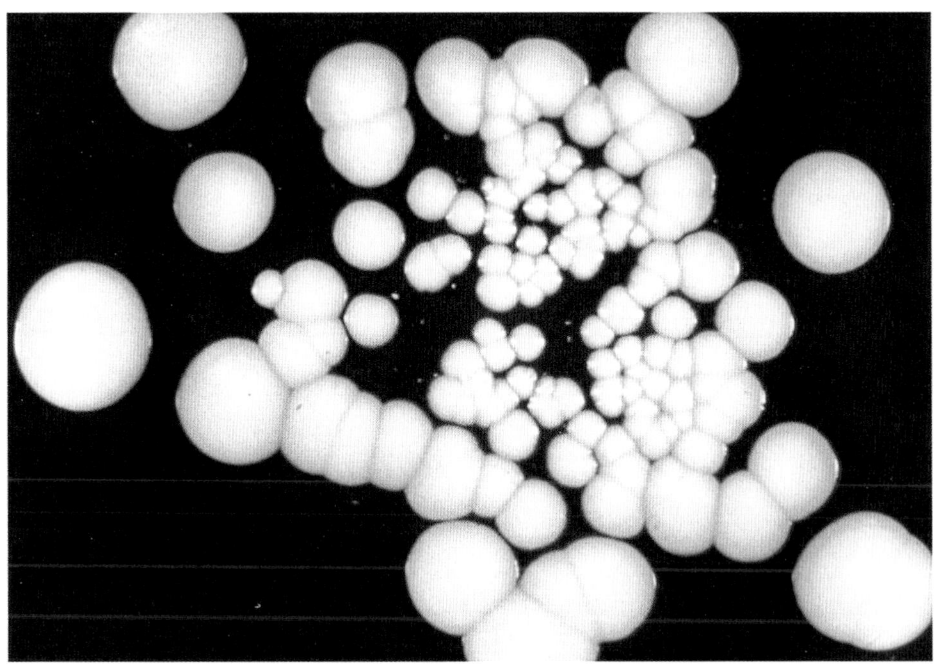

图 3-9 近平滑念珠菌。沙氏培养基上的菌落

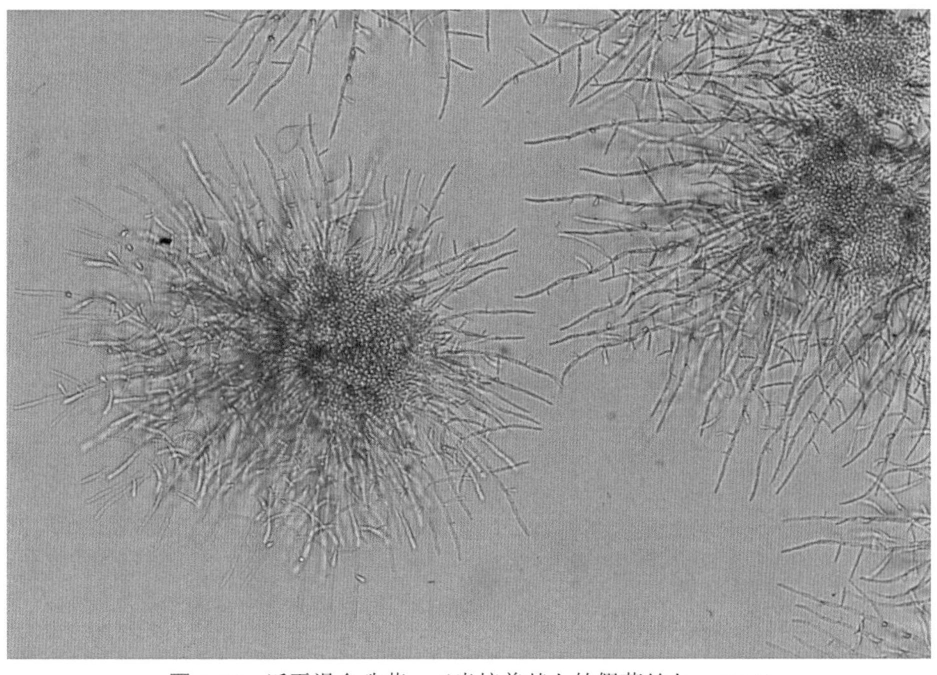

图 3-10 近平滑念珠菌。玉米培养基上的假菌丝上，×200

光滑念珠菌

Candida（*Torulopsis*）*glabrata*（Anderson）Lodder et DeVries，1939

流行病学：广泛分布的物种。

生态学：人类。

临床表现：是导致阴道炎的主要致病菌之一，还与义齿性口炎有关。其发病率在不断增加，可能是因为其对氟康唑的部分耐药。

直接镜检：卵圆形芽分生孢子。

培养：

- **沙氏培养基**：奶油状白色菌落不能与其他念珠菌区分开（图 3-11）。
- **显色培养基**：白色有光泽的淡粉色到紫色菌落。

专项试验：

a）芽管试验：（－）。

b）玉米培养基：

- 假菌丝：（－）（图 3-12）。
- 厚垣孢子：（－）。
- 节孢子：（－）。

c）生理生化试验：典型的同化作用模式。

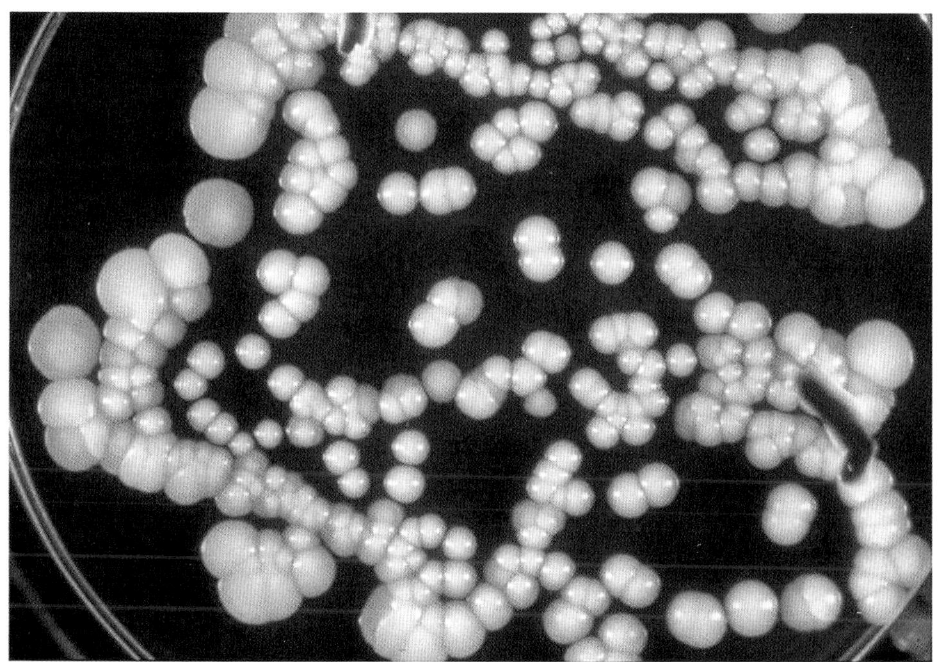

图 3-11 光滑念珠菌。沙氏培养基上的菌落

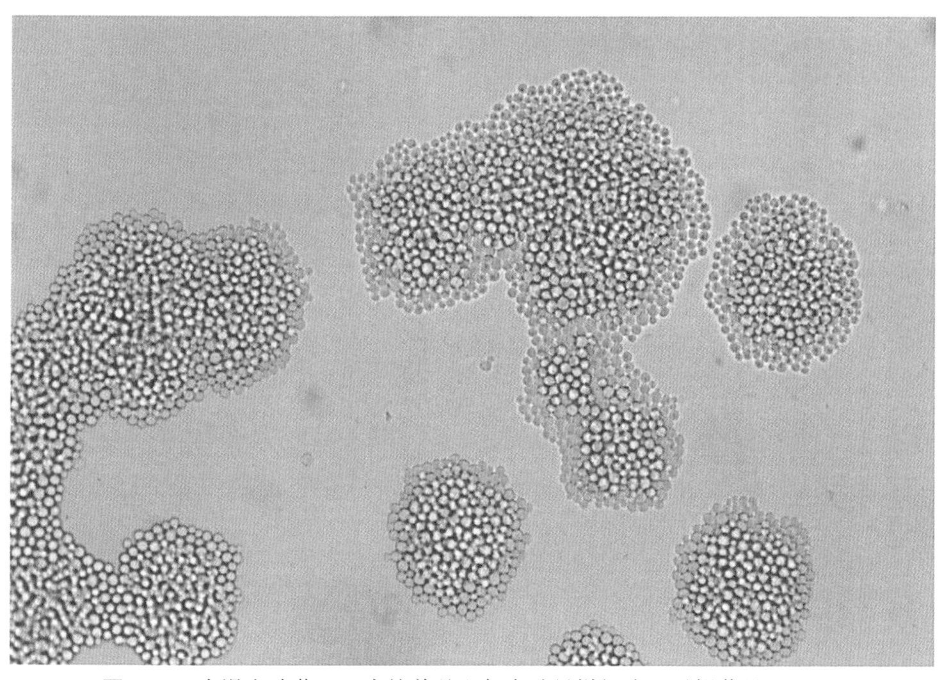

图 3-12 光滑念珠菌。玉米培养基上仅有酵母样细胞、无假菌丝，×200

白吉利丝孢酵母

Trichosporon beigelii（Rabenhorst）Vuillemin 1902

同义词：卵形丝孢酵母，皮肤丝孢酵母

Syn：*T. ovoides* Behrend，*T. cutaneum* Ota

流行病学：广泛分布的物种。头皮感染在非热带地区罕见，腹股沟感染常见于美洲、非洲和欧洲地区患者。

生态学：人类和其他哺乳动物（马、猴子等）。

临床表现：白色毛结节菌病的致病菌。

直接镜检：大量的节孢子分布在毛干周围形成结节（图3-2）。

培养：

- **沙氏培养基：**菌落干燥、粗糙，浅褐色至褐色（图3-13）。
- **显色培养基：**深蓝色。

专项试验：

a）芽管试验：（－）。

b）玉米培养基：

- 假菌丝：（＋）。
- 厚垣孢子：（－）。
- 节孢子：（＋）丰富，呈椭圆形或矩形（图3-14）。

c）生理生化试验：该属不同的物种可以通过使用API 20C Aux® 试剂盒进行鉴别。

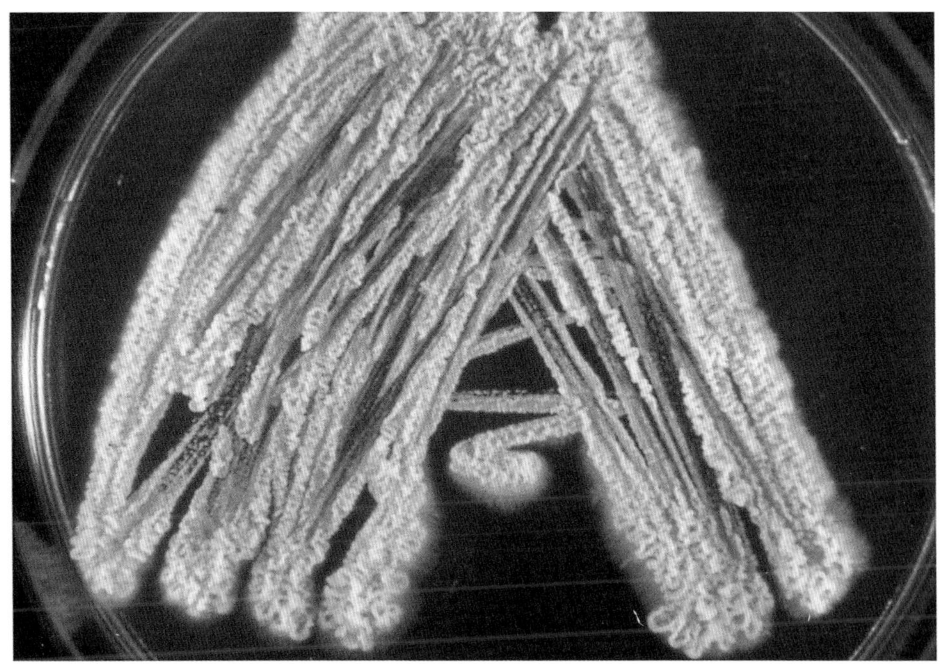

图 3-13　白吉利丝孢酵母。沙氏培养基上的菌落

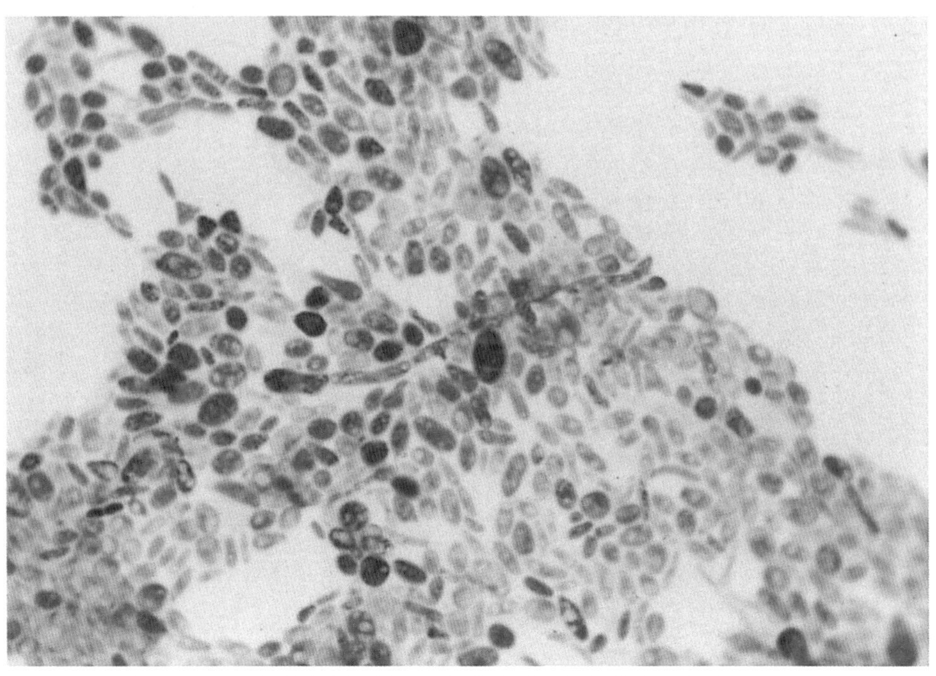

图 3-14　白吉利丝孢酵母。玉米培养基上产的节分生孢子，×400

球形马拉色菌（同义词：圆形糠秕孢子菌）
Malassezia globosa Midgley，Guého et Guillot，1996
（Syn：*P. orbiculare* Gordon）

流行病学：广泛分布的物种。

生态学：人类。

临床表现：菌丝相为温带地区花斑癣的主要致病菌。酵母相可在健康的皮肤和脂溢性皮炎、特应性皮炎和银屑病患处发现，常与涉及一些亲脂性的物种有关。

直接镜检：独特的、成簇的圆形芽分生孢子，短且粗的假菌丝。

培养：在改良狄克逊琼脂培养基 30℃缓慢生长，经过 10 ～ 14 天生长良好。菌落具有典型的粗糙的或褶皱状、奶油状和有纹理易碎的质感。

显微镜特征：球形芽孢（6 ～ 8μm），顶端芽殖，芽颈呈领圈样结构（图 3-15、3-16）。

特殊试验：

a）过氧化氢酶试验：（＋）。

b）吐温试验：非特异性的模式。

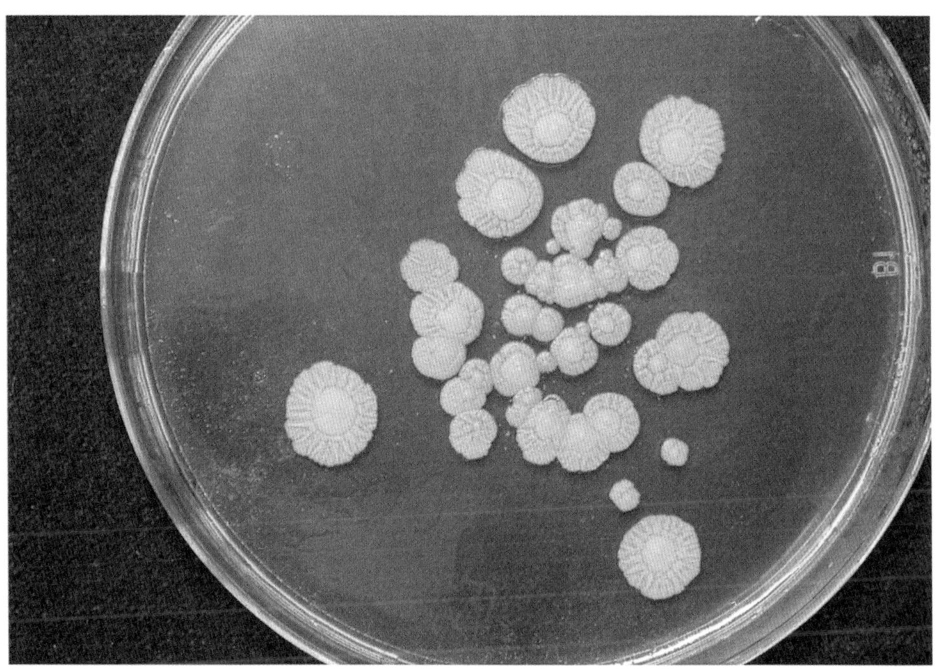

图 3-15 球形马拉色菌。改良狄克逊琼脂培养基上的菌落

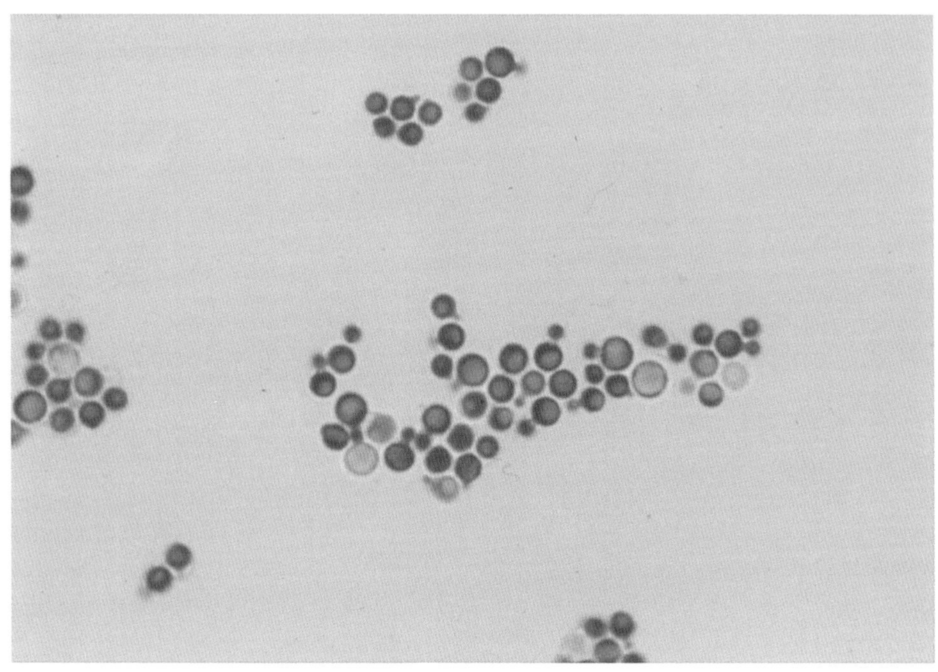

图 3-16 球形马拉色菌。典型芽殖酵母，×1000

参考文献

Crespo V, Ojeda A, Vera A et al. Mycology of pityriasis versicolor. J Mycol Med. 1999;9:143-8.

Crespo V, Ojeda A, Vera A et al. *Malassezia globosa* as the causative agent of pityriasis versicolor. Br J Dermatol. 2000;143:799-803.

Crespo V, Delgado V. *Malassezia* species in skin diseases. Current Opinion Infect Dis. 2002;15:133-42.

Crespo V, Guého E. Superficial diseases caused by *Malassezia* species. En: Merz WG, Hay RJ (eds). Medical Mycology. Topley & Wilson´s Microbiology & Microbial Infections. X Ed. 2005;202-216.

Crespo-Erchiga V, Roderick J.Hay. Pityriasis versicolor and other *Malassezia* skin diseases. In: Boeckhout T, Guého E, Mayser P, Velegraki A (eds). Malassezia and the skin. Springer Verlag. 2010; 175-200.

Guého E, de Hoog GS, Smith MT. Neotypification of the genus *Trichosporon*. Antonie van Leeuwenhoek. 1992;61:285-8.

Guého E, Improvisi L et al. *Trichosporon* on humans: A practical account. Mycoses. 1994;37:3-10.

Guého E, Midgley G, Guillot J. The genus *Malassezia* with description of four new species. Antonie van Leeuwenhoek. 1996;69:337-55.

Gomez-Moyano E, Crespo-Erchiga V, Martínez-Pilar L, et al. Do *Malassezia* species play a role in exacerbation of scalp psoriasis? J Mycol Med. 2014 Jan 8. pii

Guillot J. Chermette R, Guého E. Prévalence du genre *Malassezia* chez les mammifères. J Mycol Med. 1994;4: 72-9.

Guillot J, Gueho E et al. Identification of *Malassezia* species. A practical approach. J Mycol Med. 1996; 6:103-10.

Koneman WE, Roberts GD. Practical Laboratory Mycology. 3rd Ed. Williams & Wilkins. Baltimore, 1985.

Odds FC. Candida and candidoses. Bailliere Tidall, Londres, 1988.

Yang S, Jin Y, Zhao G, Liu J, Zhou X, Yang J, Wang J, Cui Y, Hu X, Li Y, Zhao H. Improvement of matrix assisted laser desorption/ionization time of flight massspectrometry for identification of clinically important Candida species. Clin Lab. 2014;60(1): 37-46.

第四章

机会性霉菌

1. 引起皮肤真菌病的机会性霉菌

非皮肤癣菌真菌只有少数几种能够生长在角化皮肤上，故由机会性霉菌引起的皮肤真菌病大部分为甲真菌病，通常机会性霉菌容易侵犯趾甲，由趾甲的小伤口入侵。这种感染通常发生在有循环系统障碍的年迈患者或患有包括免疫抑制等消耗性疾病的患者。

虽然这些机会性霉菌不是非常重要的皮肤致病菌，且常常被认为是实验室的污染菌，但是在大多数情况下，正确鉴别致病菌和污染菌是十分困难的。本章所涉及的大部分真菌都是甲真菌病的致病菌。引起的类型包括远端甲下型、远端侧位甲下型和白色浅表型。似乎只有金孢霉属和柱顶孢霉属偶尔能够引起皮肤癣菌病样的皮损。金孢霉属可引起类似于体癣和头癣的皮损，柱顶孢属可引起类似足癣的皮损。

根据已有的统计数据，由机会性霉菌引起的甲真菌病的比例有所不同。有些学者的统计不超过 2%（Clayton，1992） 或 3.3%（Summerbell 等，1989）；其他学者统计的数字则高达 17.6%（Haneke，1991；Mercantini 等，1996）。在西班牙，贝莱斯等（Vélez，1997）报道了近似的治病率。而其他作者获得的数据是 12%（Pereiro Ferreiros et al，1993）和 7.5%（Madrenys-Brunet et al，1996）。在马拉加（西班牙）更新的 Crespo-Erchiga(2002）的研究中，319 位甲真菌病患者中由曲霉引起的甲真菌病的致病率为 7.5%。

作者所在地区发现的真菌的主要物种为短柄帚霉（*Scopulariopsis brevicaulis*），聚多曲霉（*Aspergillus sydowii*），顶孢霉属（*Acremonium* spp.）和镰刀菌属（*Fusarium* spp.）（Crespo-Erchiga，2002）。

在西班牙，只报道了数例由柱顶孢属（*Neoscytalidium hialinum* or *N. dimidiatum* 透明柱顶孢或双间柱顶孢）引起的皮肤感染（Moore，del Palacio & López-Gómez，1984）。而对于柱顶孢霉所致的甲真菌病，自 20 世纪 70 年代以来被充分报道。但其地理分布似乎仅限于一些热带和亚热带地区，因此在欧洲确诊的病例多数是从境外传入的（Elewski & Greer，1991）。

2. 致病性判定标准

如前所述，本章中提到的大部分真菌为机会性致病菌和实验室中的常见污染菌，若从感染的皮肤和指甲中分离这些菌种，则需要仔细评估，再判定其是否为致病菌。

确定机会性霉菌的致病性，必须遵循严格的致病性标准。从皮肤和指甲中分离出真菌只能算是推定的感染，要经过直接镜检验证后才能确定是否为病原菌。有些引起皮肤和指甲感染的真菌，如帚霉属、柱霉属或曲霉，镜下可见特殊的超微结构，直接镜检可以在角质层观察到孢子或菌丝等典型的真菌结构。直接镜检可以判断为阳性，这时，只需要将病原菌在培养基上进行分离培养和鉴定即可。如果分离出的孢子和菌丝是非特异性的，则需要明确其是否为病原菌。首先，要进行多点培养（至少 4 个）证实其无其他致病菌生长，最终判断还依赖于相同条件下重复培养出相同的真菌。

3. 诊断：直接镜检和培养

上述的有些机会性霉菌，KOH 涂片可观察到高度特异的显微镜下结构，依此可以作为诊断的依据。图 4-1 为帚霉，在感染的组织中可发现大量的厚壁、球形分生孢子（图 4-1）。另一方面，有些真菌只生产不规则的分隔菌丝，有些与皮肤癣菌非常相似（图 4-2、4-3）。少数情况下，还可观察到由特定的性别甚至特定的物种所产生的高度特异性结构（图 4-4）。

大部分机会性霉菌可被放线菌酮抑制，而且不能在含有抗生素（Mycobiotic®，Mycosel®，DTM®，etc.）的培养基上生长。因此，分离

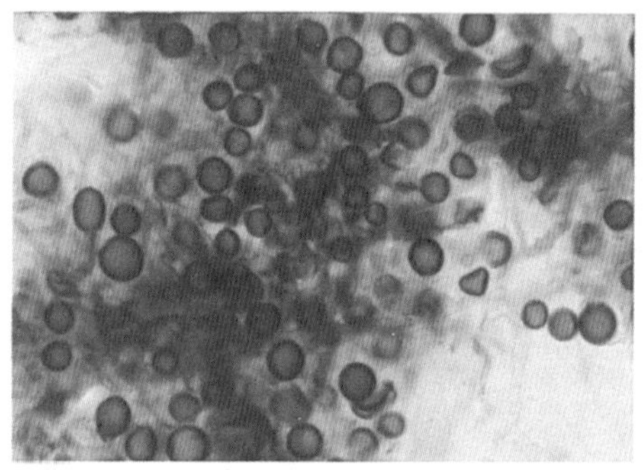

图 4-1　短柄帚霉所致的甲真菌病。KOH 直接镜检，×1000

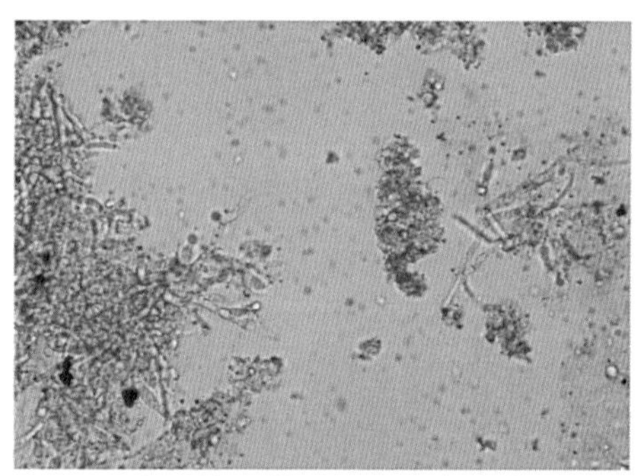

图 4-2　尖孢镰刀菌所致的甲真菌病。KOH 直接镜检，×400

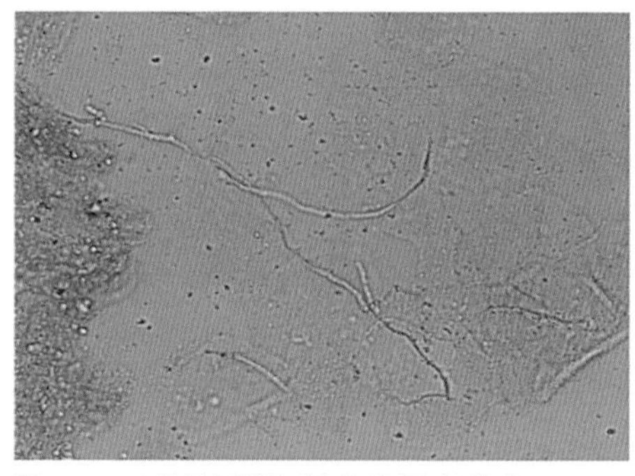

图 4-3　双间柱顶孢所致的甲真菌病。KOH 直接镜检，×400

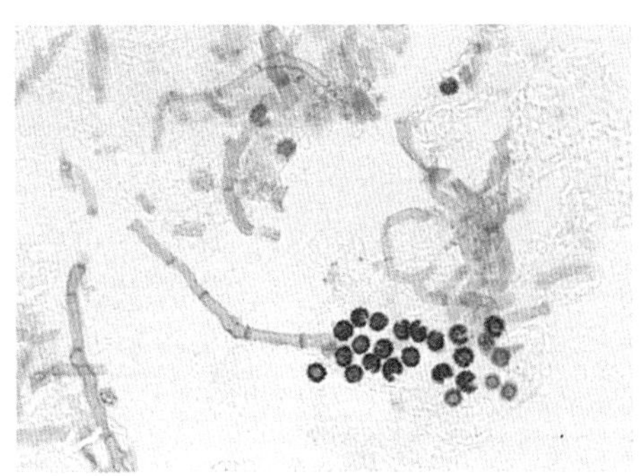

图 4-4　黑曲真菌引起的甲真菌病。KOH 直接镜检，×400

机会性霉菌最好在不含放线菌酮，含有或不含有氯霉素的培养基，如**沙氏葡萄糖琼脂**或**马铃薯葡萄糖琼脂**中进行。培养条件按常规进行（25 ℃）。机会性霉菌生长迅速，应及时观察判断，以免过度生长而掩盖了临近的皮肤癣菌。

接下来，我们将描述与皮肤真菌病相关的主要的真菌属和种。由 St-Germain 和 Summerbell（1996）所著的关于真菌和丝状真菌的鉴别指南非常有帮助。我们高度推荐 Badillet、deBievre 和 Guého（1987）的图谱，以及其他学者有关曲霉属（Raper 和 Fennell，1977）、青霉属（Ramírez，1982）和镰刀菌（Nelson，Tousson 和 Marasas，1983，Leslie 和 Summerbell，2006）方面的专著。

顶孢霉属

Acremonium Link ex Fries，1821

同义词：头孢霉属

（Syn：*Cephalosporium* Corda，1839）

生态学：世界范围内分布。分离自土壤、植物碎屑中。

致病性：已有的报道显示在足菌肿白色颗粒中分离出直立顶孢霉（*Acremonium* y *A. kiliense*）。偶有报道顶孢霉可致角膜炎、内眼炎、心内膜炎、脑膜炎。感染主要发生于免疫缺陷患者。已报道一例由波特龙顶孢霉（*A. potronii*）引起的白色浅表型甲真菌病（BSO）。

培养：在**沙氏葡萄糖琼脂培养基**上，*A. potronii* 菌落光滑，表面绒毛状，外观湿润，生长略缓慢。颜色可呈白色、浅灰色、淡粉色，背面无色。

显微镜特征：菌丝分枝分隔，透明；孢子卵圆形，通常在瓶状枝的顶端聚集成簇。菌丝狭长，基部分隔，与菌丝形成锐角。

备注：顶孢霉的镜下特征与不产生大分生孢子的镰刀菌属混淆，但是顶孢霉生长快速，菌落呈绒毛状（图 4-5、4-6）。

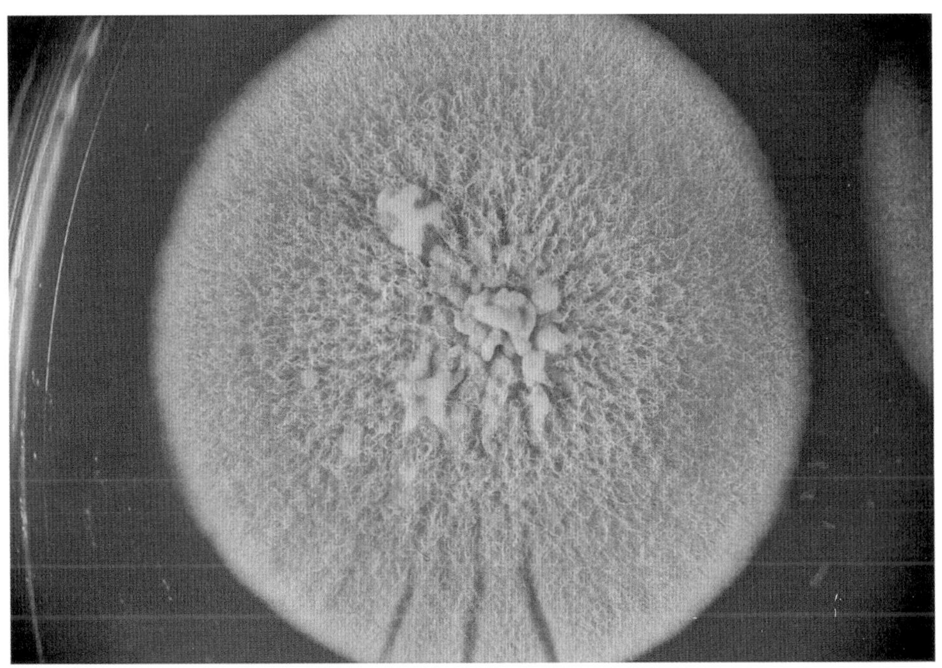

图 4-5　SGA 培养基上顶孢霉的菌落

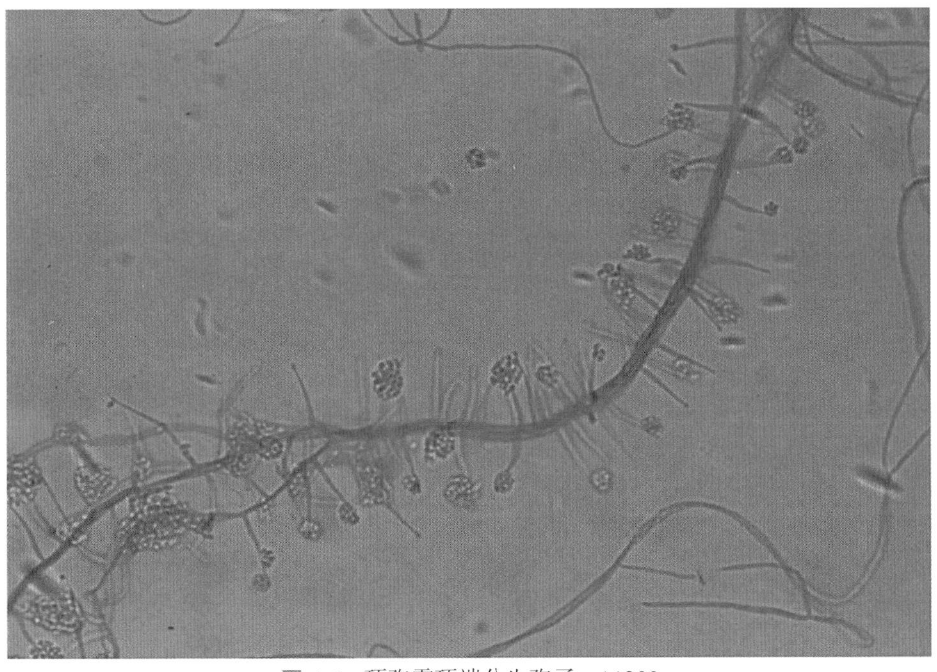

图 4-6　顶孢霉顶端分生孢子，×200

链格孢属

Alternaria Nees ex Wallroth 1833，nom.cons.

生态学：世界性分布。临床实验室常见污染菌，分离自土壤、植物碎屑。

致病性：链格孢属（*Alternaria* spp.）引起的甲真菌病偶有报道。曾有报道该属内某些物种为皮肤溃疡及慢性鼻窦炎的机会性致病菌。偶有免疫缺陷患者深部感染的罕见病例。

直接镜检：不规则菌丝，透明至褐色。

菌落外观：在**沙氏葡萄糖琼脂培养基**上，菌落生长迅速，绒毛至棉絮状。表面灰黄褐色，背面褐色至黑色。褐色分隔菌丝，棕色分生孢子呈砖格样，顶端伸长成喙状，在交链格孢（*A. alternata*）表现为典型的链状。

备注：非常重要的是要将链格孢属与其他形成黑色菌落的暗色真菌，如龃枝孢属（*Ulocladium* spp.）和皮司霉属（*Pithomyces* spp.）进行区分。但是龃枝孢属和皮司霉属都不产生链状孢子（图 4-7、4-8）。

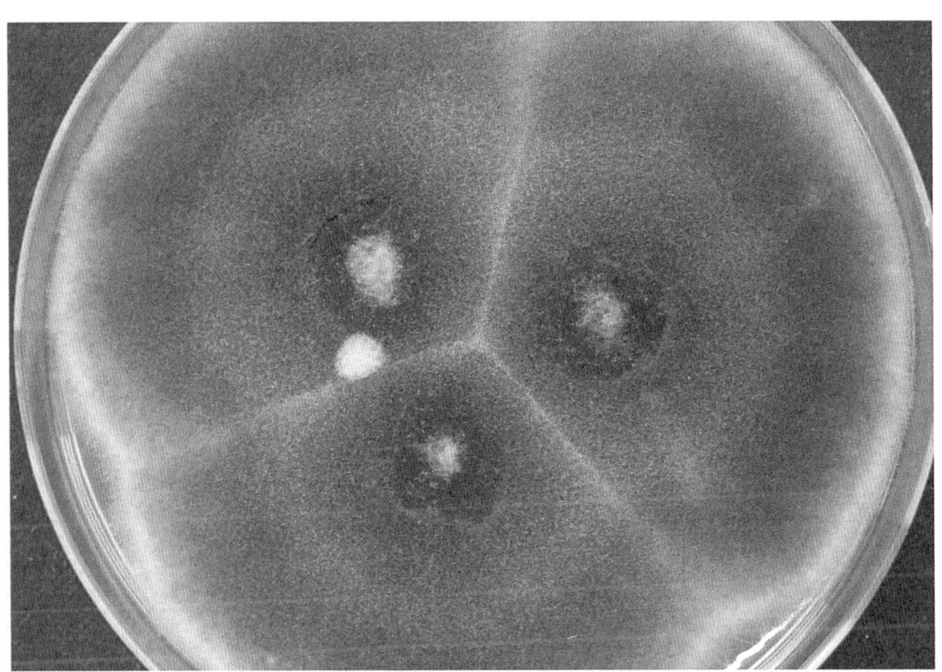

图 4-7　SGA 上链格孢霉的菌落

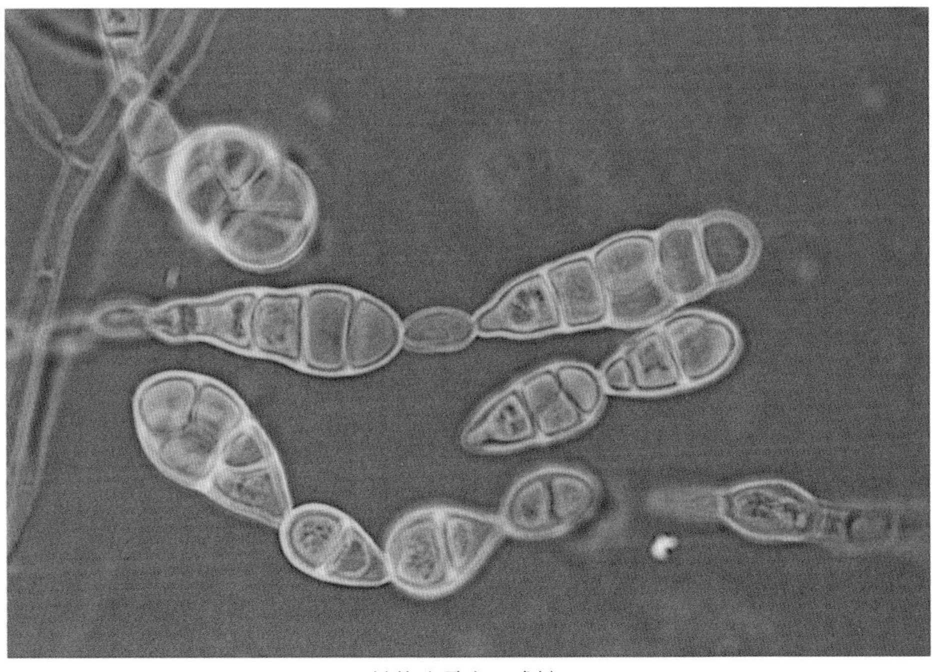

图 4-8　链格孢霉交互成链，×1000

曲霉属

Aspergillus Micheli ex Link，1821

生态学：世界性分布。曲霉属（*Aspergillus* spp.）是土壤中常见的真菌，也是临床实验室常见气生污染菌。

致病性：到目前为止，大约 20 种的曲霉被认为是机会性致病菌。其中烟曲霉（*A. fumigatus*）、黄曲霉（*A. flavus*）和黑曲霉（*A. niger*）是最为常见的机会性致病菌。在人类，最常见的曲霉病为肺部感染，虽然也见于其他深部感染，尤其在免疫功能低下患者。最常引起甲癣的是聚多曲霉（*A. sydowii*）、杂色曲霉（*A. versicolor*）和土曲霉（*A. terreus*），偶有见到亮白曲霉（*A. candidus*）、黄曲霉（*A. flavus*）、烟曲霉（*A. fumigatus*）、灰绿曲霉（*A. glaucus*）、构巢曲霉（*A. nidulans*）和焦曲霉（*A. ustus*）。

直接镜检：透明菌丝。有时可看到变形的分生孢子梗和分生孢子。

菌落特征：在沙氏葡萄糖琼脂培养基上，这些曲霉生长缓慢到中等速度，形成颗粒状、粉末状的菌落，边缘呈绒毛状。颜色从深绿色（烟曲霉）、蓝绿色（聚多曲霉）、黄绿色（黄曲霉和灰绿曲霉）、褐色（土曲霉）、黑色（黑曲霉）到白色（白曲霉）（图 4-9、4-10）。

显微镜下特征：镜下分生孢子梗的顶端形成不同形状和大小的囊泡。典型的瓶梗直接附连囊泡上（单层瓶梗），或有两个层次（双层）；这些结构可以覆盖囊泡的整个表面上。分生孢子为圆形或卵圆形，链状。

备注：聚多曲霉（*A. sydowii*）在含有放线菌酮的培养基上生长缓慢，背面呈典型的红色，镜下呈现类似于青霉的未成熟结构，双层孢子梗。在我们实验室，该菌是曲霉中引起甲癣的主要致病菌（图 4-11 ～ 4-15）。

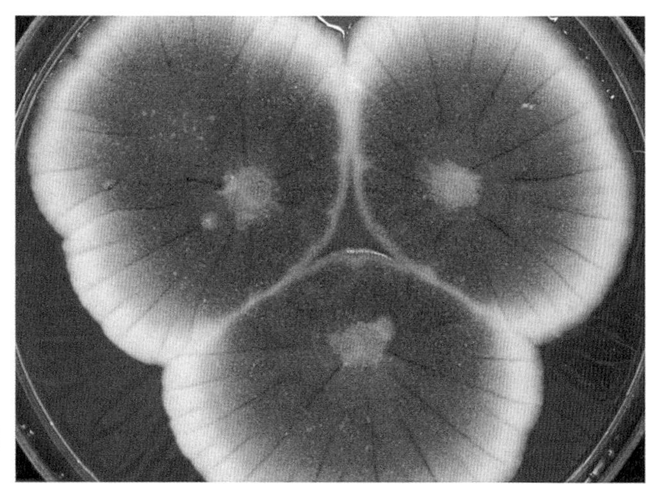

图 4-9　SGA 上聚多曲霉的菌落（正面）

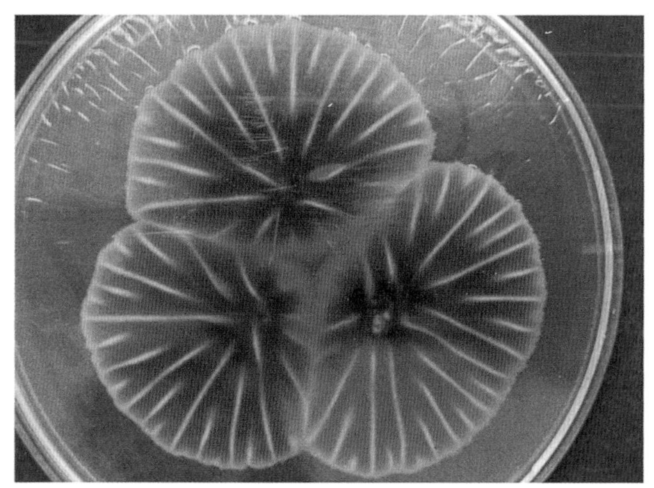

图 4-10　SGA 上聚多曲霉的菌落（背面）

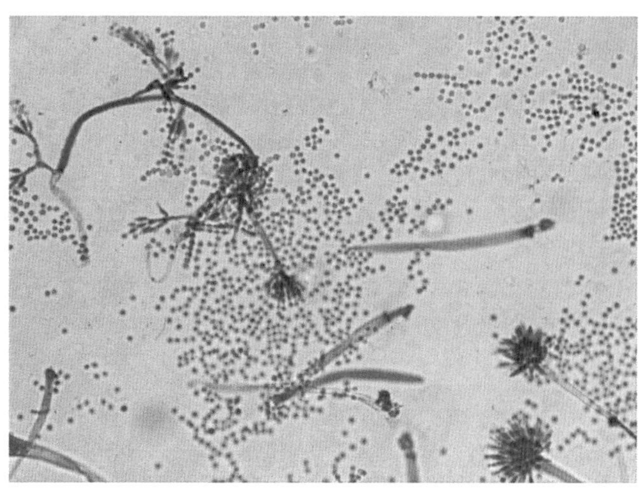

图 4-11　聚多曲霉的顶部和青霉样结构，×400

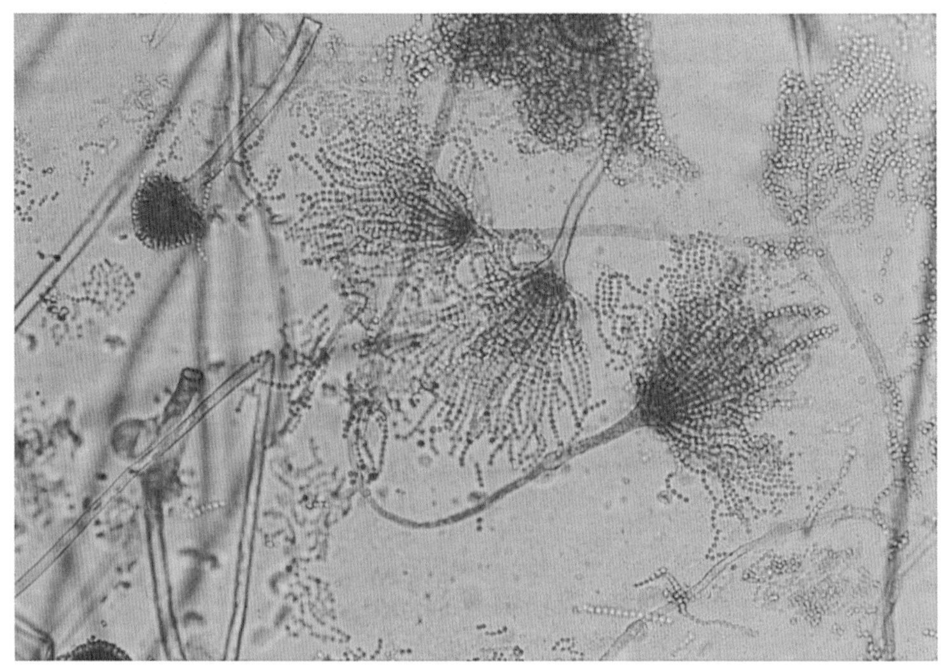

图 4-12　米黄曲霉菌。曲霉头，×400

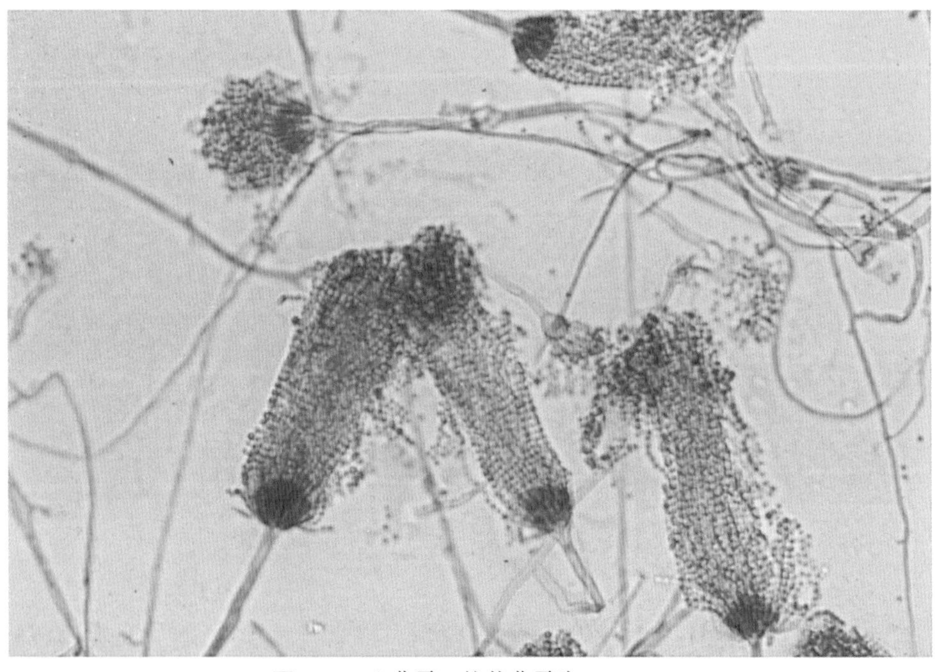

图 4-13　土曲霉。柱状曲霉头，×400

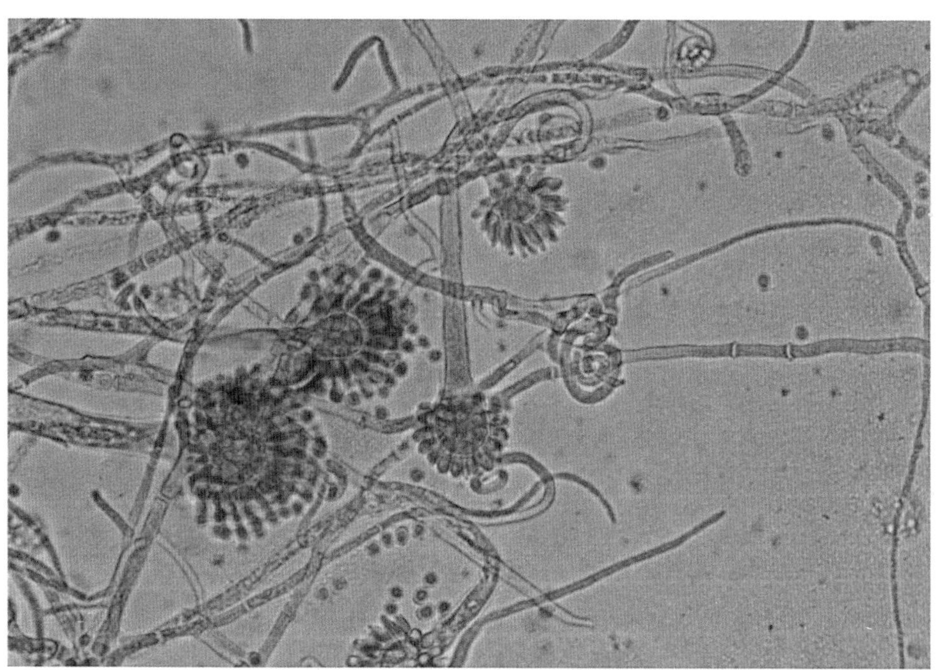

图 4-14　灰绿曲霉。曲霉头和有性型菌丝，×400

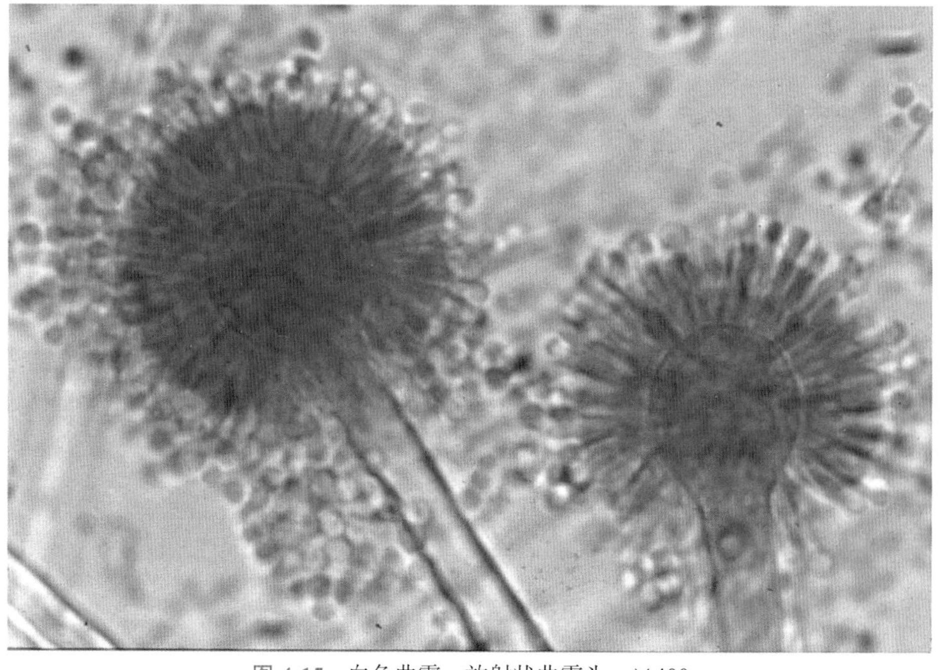

图 4-15　白色曲霉。放射状曲霉头，×400

毛壳属

Chaetomium K，1817

生态学：世界性分布真菌。存在于土壤、植物和动物碎屑（食草动物粪便）。

致病性：球毛壳为甲真菌病和皮下组织透明丝孢霉病的少见致病菌。

直接镜检：菌丝分隔，通常透明。

菌落特征：在沙氏葡萄糖琼脂，菌落生长中等速度，扁平、颗粒状，表面由黄褐色渐变为灰绿色，由于大量子囊孢子的产生（子囊壳）而表现为黑色颗粒样外观。

显微镜下特征：非常具有特征性，圆形黑色结构被长长的棘状菌丝围绕（分隔）。这种结构破裂时会产生大量卵圆形、单一的、柠檬状子囊孢子。事实上，子囊很少能观察到，因为完整的子囊存在时间很短。

备注：子囊壳的形状和外观，以及其特殊的棘刺状表面和梨形子囊孢子使其极具特色（图 4-16、14-17）。

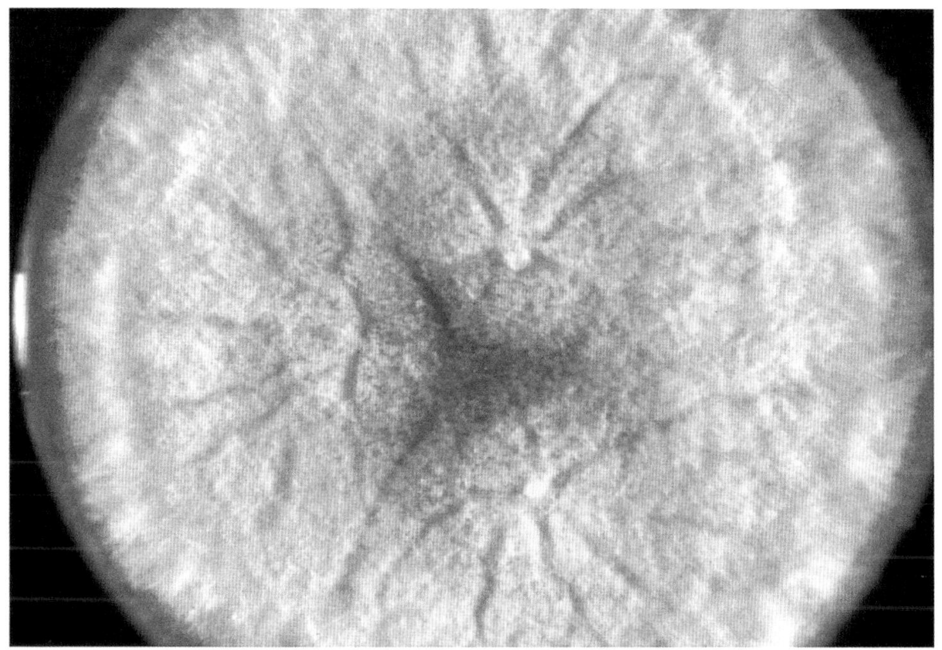

图 4-16　球毛壳。在 SGA 上的菌落

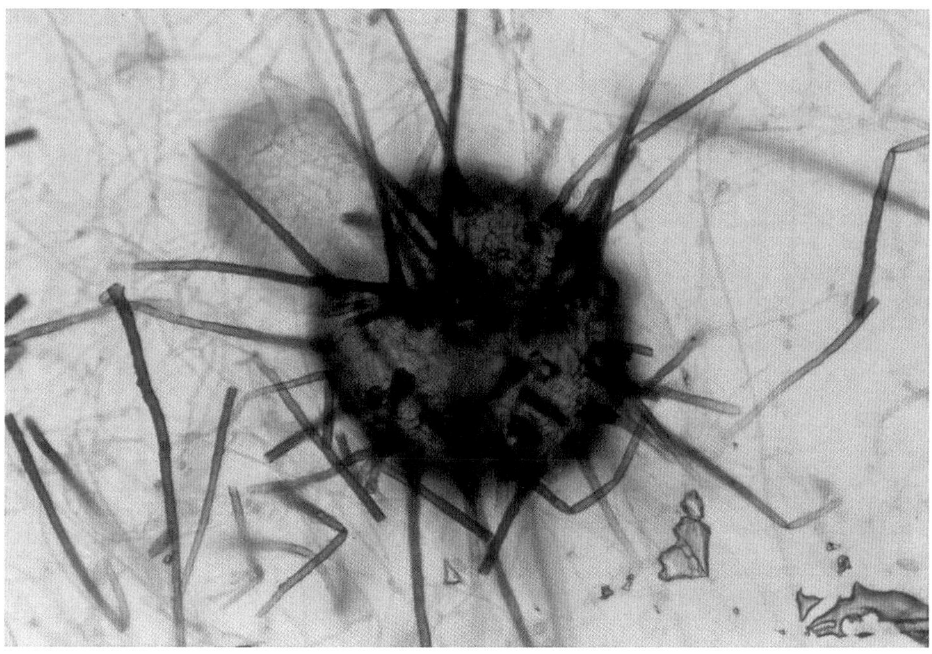

图 4-17　球毛壳。子囊果和典型的棘刺状菌丝，×400

金孢属

Chrysosporium Corda，1833

流行病学：世界范围内分布，非常常见的腐生菌。许多物种具有嗜角质性。在临床真菌实验室中罕见。

致病性：偶有报道引起皮肤和指甲的感染。最常见的物种，嗜角质金孢（*C. keratinophilum*），可能会以有性型的名称出现在有些文献中，如黄褐隐囊菌［*Aphanoascus fulvescens*（Cooke）Apinis］，或黄粪无脊麻孢壳属（*Anixiopsis stercoraria* Hansen）。

直接镜检：透明分隔菌丝，与其他皮肤真菌不易鉴别。最常见的物种嗜角质金孢，分生孢子梗可形成树状结构，分生孢子梗末端或分枝处形成大量的链状分生孢子。

菌落外观：在含或不含有放线菌酮的 SGA 上菌落呈中等速度生长，菌落扁平、颗粒状；颜色可呈白色、黄色或米色，边缘白色光滑。有性结构（子囊果）可出现在菌落表面约 0.3 ～ 0.5 mm 区域。

备注：金孢属耐放线菌酮，菌落与须发癣菌类似。总之，金孢属真菌小分生孢子较其他皮肤真菌小，没有大分生孢子（图 4-18、4-19）。

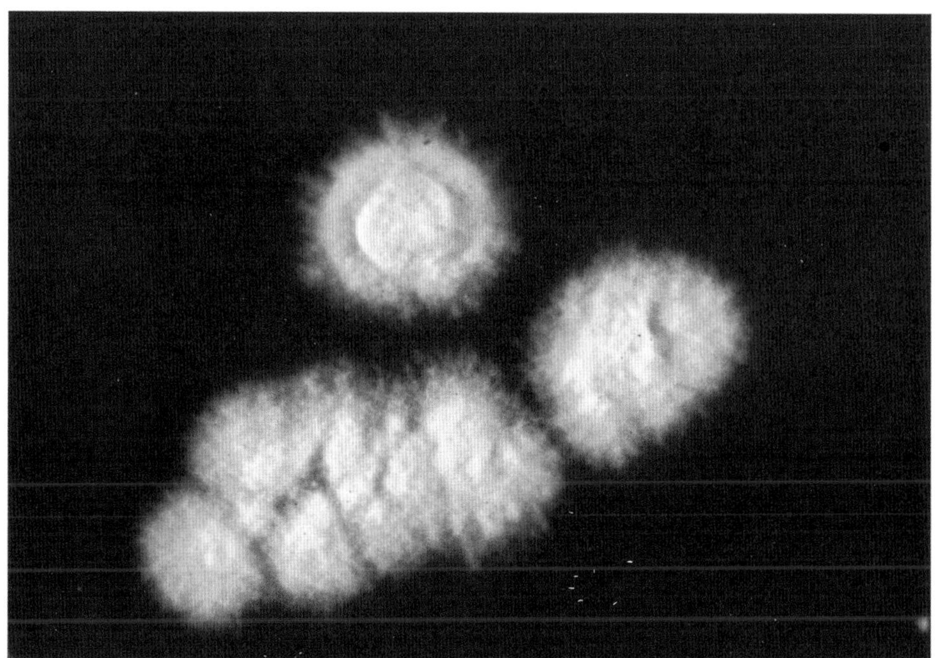

图 **4-18**　噬角质金孢。在 SGA 上的菌落

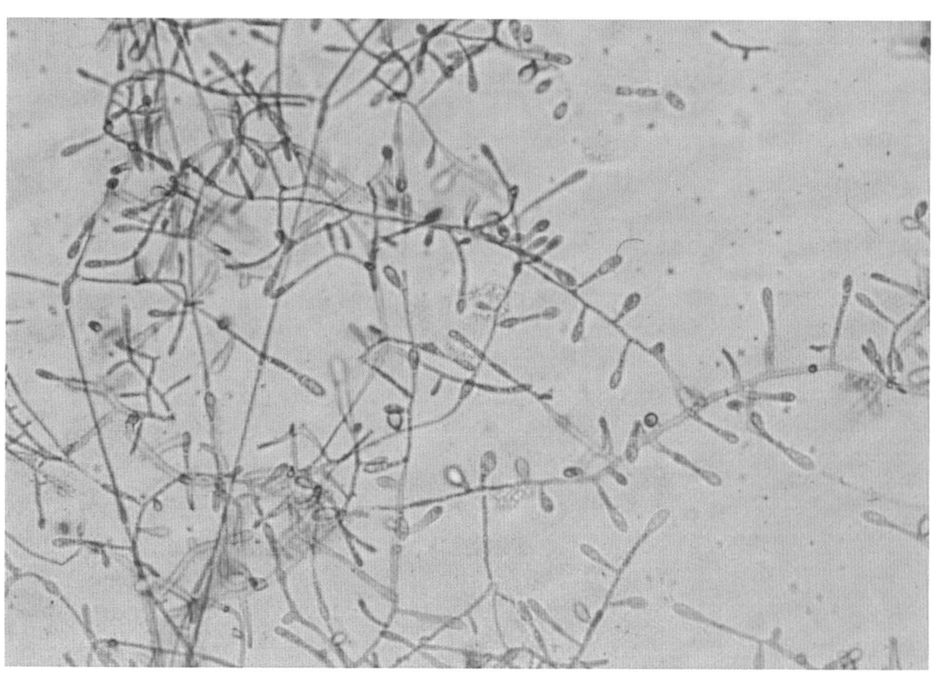

图 **4-19**　噬角质金孢。小分生孢子，×400

弯孢霉属

Curvularia Boedijn，1933

生态学：大多数弯孢霉属（*Curvularia* spp.）物种是热带和亚热带植物的致病菌，在真菌实验室中经常能分离到。

致病性：已有数例免疫功能低下患者弯孢霉感染的报道，包括甲癣、角膜炎、足菌肿、心内膜炎、脑脓肿和播散性感染。新月弯孢霉（*C. lunata*）已被确定为第一趾甲真菌病的机会性致病菌。

直接镜检：褐色分隔菌丝。

菌落外观：在**沙氏葡萄糖琼脂培养基**上菌落生长迅速，外观呈绒毛状或棉絮状，表面和背面颜色均可变为暗橄榄色。弯孢霉以其多细胞、弯曲、棕色孢子、横向多分隔、膝状孢子而易与其他真菌相鉴别。新月弯孢霉的分生孢子只有两个隔，依此可以和膝状弯孢霉（*C. geniculata*）相鉴别，后者可产生四个分隔，是临床真菌实验室中第二位的常见菌种。

备注：弯霉属需要和双极霉属（*Bipolaris* spp.）、德氏霉属（*Drechslera* spp.）和凸脐霉属（*Exserohilum* spp.）相鉴别，这些种属均为污染菌，可形成相似菌落，分生孢子直立，不完全分隔（不达到侧壁）（图 4-20、4-21）。

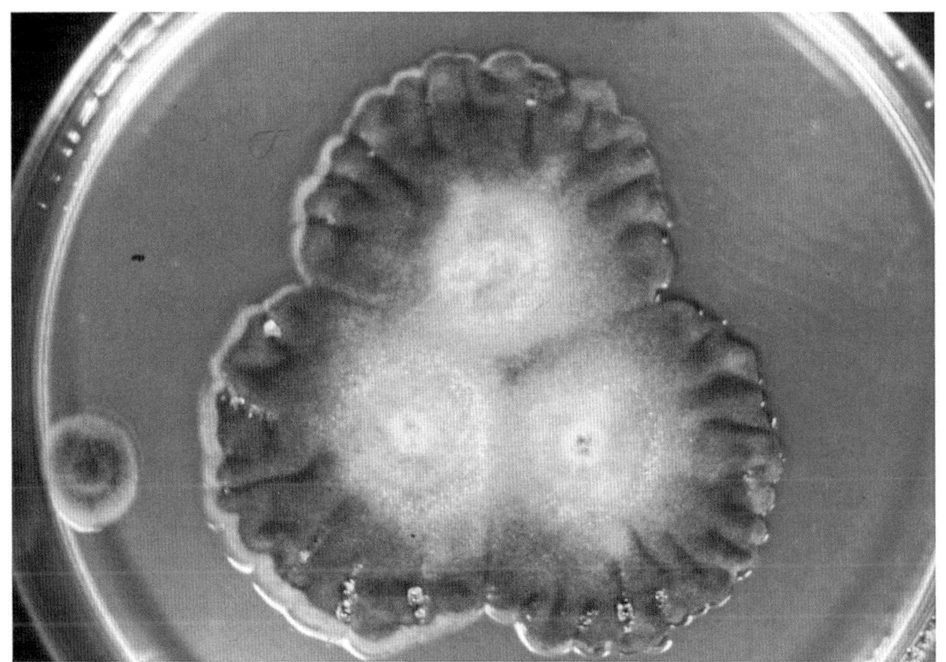

图 4-20　弯孢属。在 SGA 上的菌落

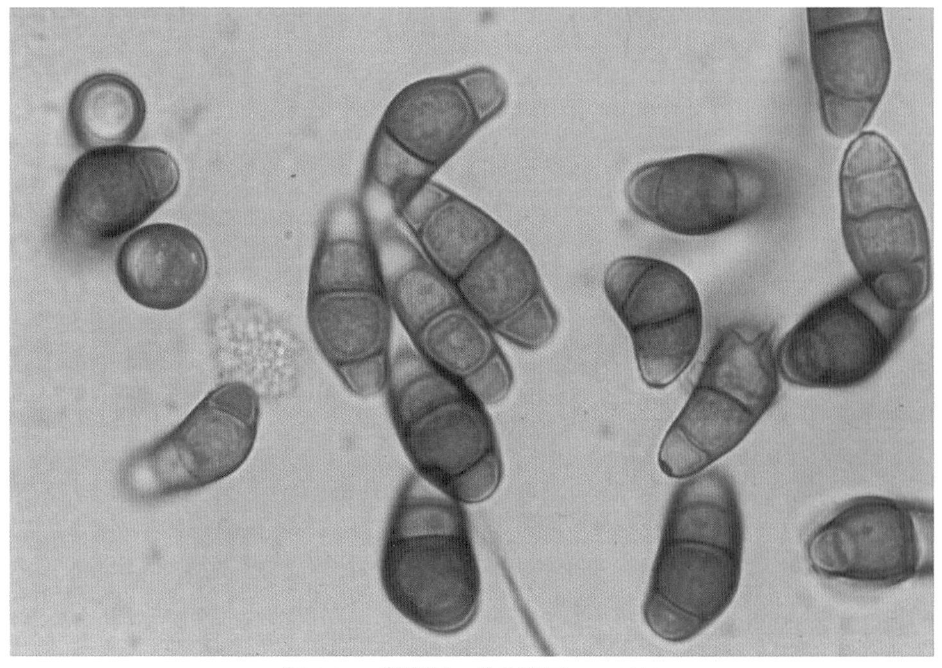

图 4-21　弯孢属。分生孢子，×1000

镰刀菌属

Fusarium Link ex Gray，1821

生态学：世界范围内分布，通常分离自土壤中，有些物种是重要的植物致病菌，其他种类可在谷物或存储的动物饲料中产生毒素。尖孢镰刀菌（*Fusarium oxysporum*）、茄病镰刀菌（*F. solani*）和胶孢镰刀菌（*F. subglutinans* = *F. Moniliforme*，串珠镰刀菌）是临床真菌实验室的常见菌。

致病性：镰刀菌属能引起免疫功能低下患者严重的播散性感染，偶尔会侵犯皮肤。并已报道数例导致角膜炎、眼内炎的病例。尖孢镰刀菌能引起白色浅表性甲癣（WSO）。

直接镜检：透明分隔菌丝，容易和皮肤癣菌混淆。

菌落外观：菌落在**沙氏葡萄糖琼脂培养基**上生长快速，菌落呈棉絮状，菌落表面呈白色、粉色、紫色，背面呈红色、紫色或棕色。尖孢镰刀菌落通常呈紫色。小分生孢子呈单细胞或双细胞，卵圆形至椭圆形，形成假头状或链状。典型的镰刀菌以其弯曲、多细胞大分生孢子和其他真菌鉴别，但在某些种这些结构很少或不存在。通常可见厚垣孢子。

备注：茄病镰刀菌和尖孢镰刀菌以其长瓶梗，以及由小分生孢子的形状和胶孢镰刀菌进行鉴别，后者不形成厚垣孢子（图 4-22、4-23）。

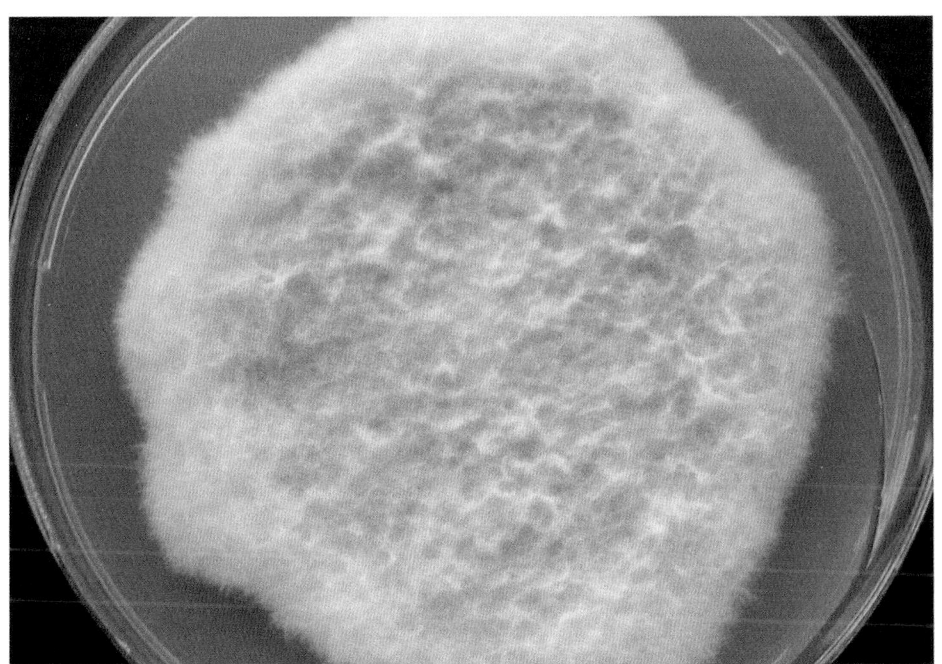

图 4-22　镰刀菌属。在 PDA 上的菌落

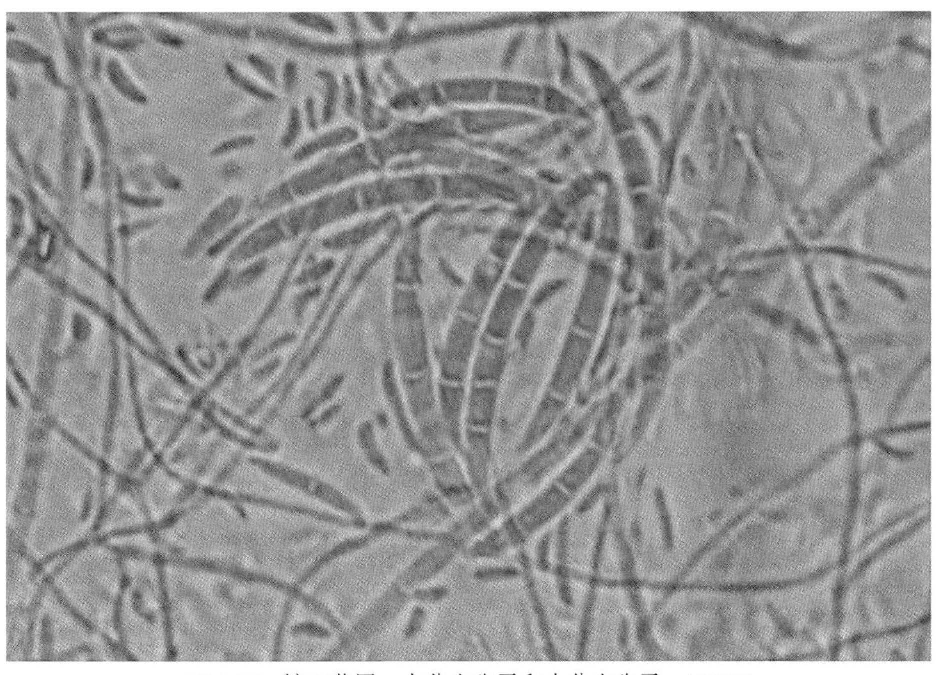

图 4-23　镰刀菌属。大分生孢子和小分生孢子，×1000

加拿大甲丝霉

Onychocola Canadensis Sigler & Congly，1990

有性型：结节状蜘蛛丝霉

Arachnomyces nodosetosus Sigler & Abbott，1994

生态学：存在于土壤中，主要在正在分解的植物材料里。似乎在冷地区最为常见。

致病性：甲真菌病致病菌，最终引致足癣。首例报道于加拿大，到目前为止，已报道40例（英国、法国、澳大利亚、新西兰和西班牙）。本书作者报道了西班牙首发病例：女性患者，居住于塞拉曼加（西班牙中部非常寒冷的地区），双侧大拇趾甲感染。数月后，发现另外两例居住在加利西亚（西班牙北部）的患者。

直接镜检：菌丝透明，卵圆至柱状节孢子。

形态特征：在有或无放线菌酮的沙氏葡萄糖琼脂培养基上，菌落生长缓慢，象牙白色、奶油色或黄色，初期光滑，后期出现白色渗出物，絮状气生菌丝。在显微镜下，呈现特征性菌丝，包括链状节孢子，中间略缩窄。变老的菌落中，可见深棕色、鹿角样结构，也可见卷曲的螺旋状菌丝（图4-24、4-25）。

说明：由于生长缓慢，在培养时间为两周或更短时间时，该菌可能被忽视，因而其实际发病率应高于文献记载的数字。然而，由于该菌分离自无甲真菌病症状的损毁趾甲，但在另一方面从有症状的趾甲同时可分离出红色癣菌，所以很难确定其致病性。作者认为，确定该真菌是否为致病菌应遵循机会性霉菌的致病性判断条件。

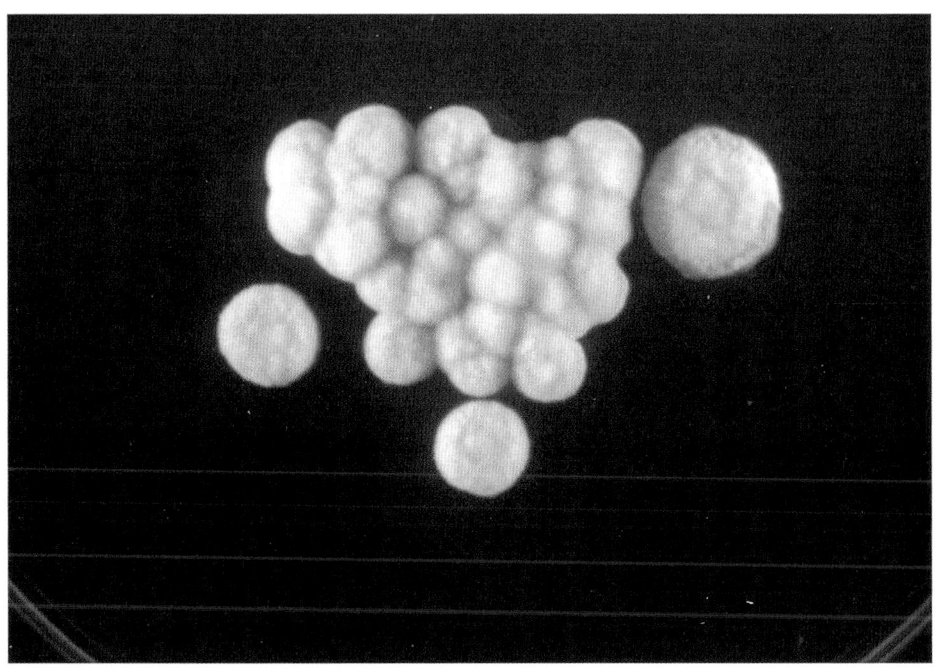

图 4-24　加拿大甲丝霉。在 SGA 上的菌落

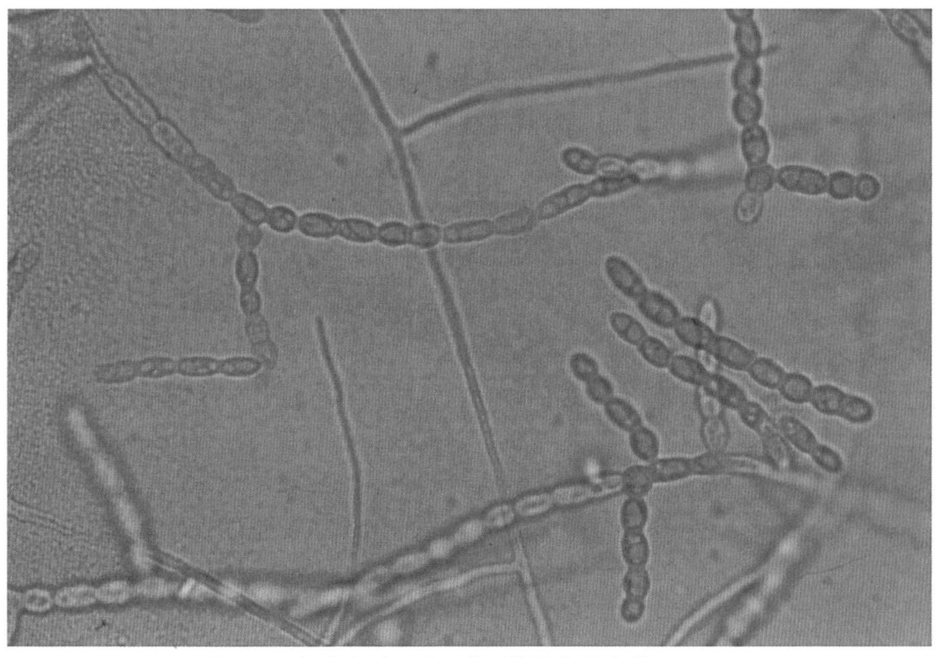

图 4-25　加拿大甲丝霉。典型的链状节孢子，×1000

青霉属
Penicillium Link ex Gray，1821

生态学：世界性分布。该属包括超过 150 个种，很多种是实验室常见的污染菌，它们主要与食物的变质有关。有些种可以生产抗生素如青霉素。马尔尼菲篮状菌（马尔尼菲青霉）感染主要流行于泰国北部、老挝、缅甸和中国东南部等地区。

致病性：青霉属通常是非致病性真菌，但马尔尼菲篮状菌（旧称马尔尼菲青霉）除外，它可以导致系统性感染包括淋巴系统、肝、肺、脾、骨组织和皮肤组织感染，且主要发生于艾滋病患者。虽然也有零星记录不详的甲真菌病报道病例，但我们这本书包含这个属描述的主要原因是它经常作为污染菌出现而不是因为它的致病作用。

培养：在 SGA 上，菌落生长快速到中等快速，中央呈颗粒状或粉末状质地，边缘呈天鹅绒状。颜色多样，可呈蓝绿色、绿色、灰色、白色或粉红色。背面通常为无色或黄色，有时为红棕色。显微镜下，在分生孢子的末端形成特殊的刷状瓶梗，单个或分支存在，具有特征性。这些瓶梗可以产生分生孢子链，通常是单细胞的，圆形或卵圆形，有颜色的或透明的，壁光滑或粗糙的（图 4-26、4-27）。

备注：青霉与拟青霉具有明显区别，后者也是实验室的常见污染菌，因为拟青霉的瓶梗长且具有突出顶端延伸的特点。另一方面，帚霉是也是一种常见的可形成青霉样结构的属，二者的区别在于帚霉分生孢子更大，且在高倍镜下（×1000）可见其形成环痕梗的基部呈截形。在马尔尼菲青霉中，绒毛状灰绿色菌落可产生特征性的红色素并扩散到培养基中。

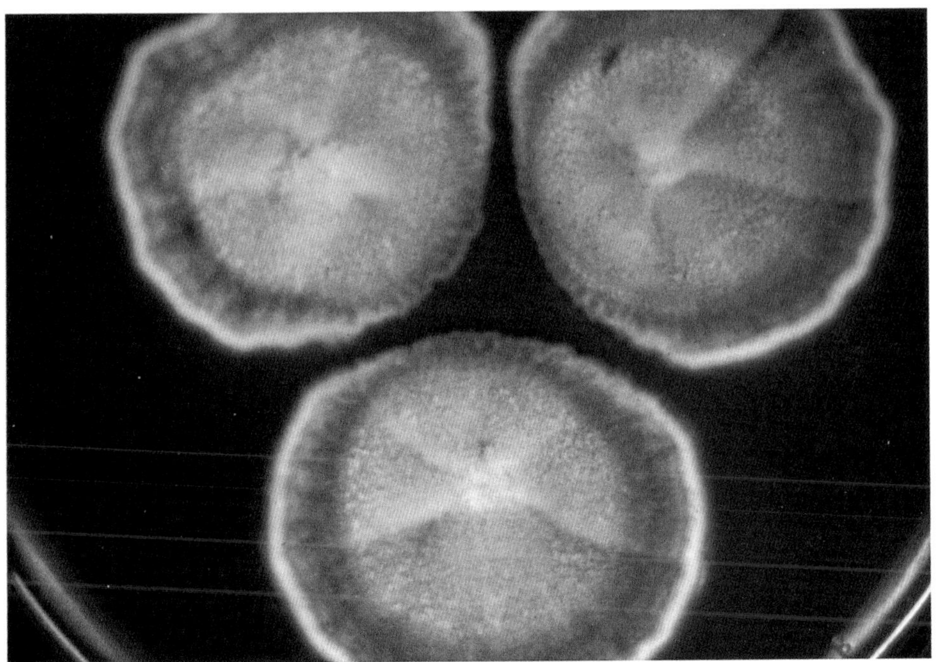

图 4-26　青霉。在 SGA 上的菌落

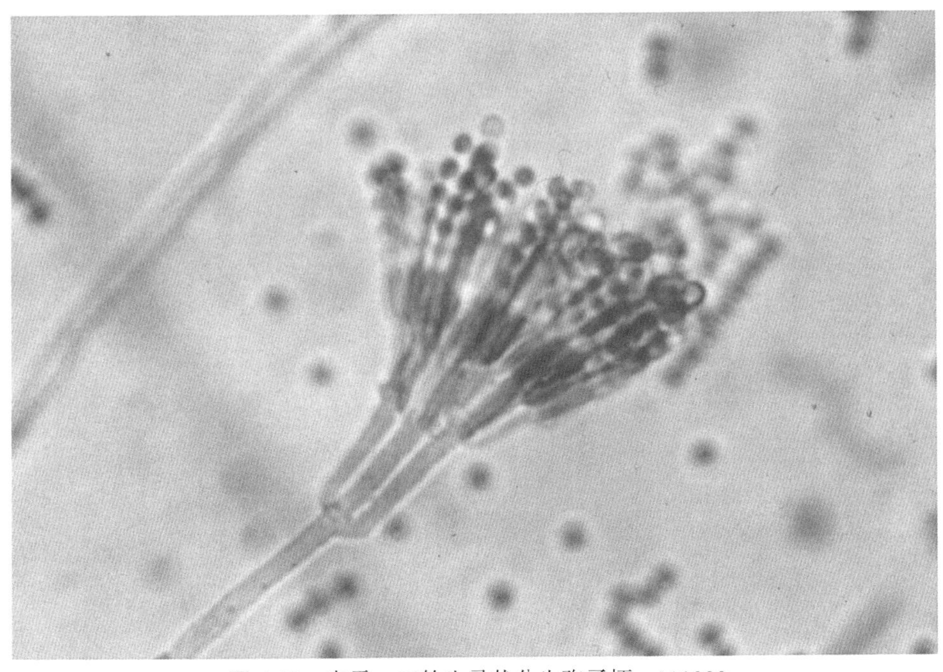

图 4-27　青霉。三轮生帚状分生孢子梗，×1000

帚霉属

Scopulariopsis Bainier，1907

生态学：世界范围内分布，通常存在于土壤中。某些物种是昆虫的寄生菌。

致病性：在欧洲和美国，短柄帚霉（*S. brevicaulis*）是甲真菌病排第二的致病菌，仅次于皮肤癣菌。然而，短柄帚霉和帚霉属中的其他真菌也被认为是真菌学实验室中的污染菌。

直接镜检：典型的结构是在短基细胞上形成大量的卵圆形分生孢子，不规则或断裂菌丝。但是，有时只有菌丝，很难与皮肤癣菌进行鉴别。

菌落外观：在沙氏葡萄糖琼脂培养基上，短柄帚霉的菌落生长快速，呈颗粒状，表面呈白色、黄褐色，背面呈黄色或黑色。分生孢子梗与分生孢子，常聚集成簇，形成帚状枝样结构。

备注：短柄帚霉在含有放线菌酮的培养基上生长缓慢。在真菌实验室中也可以见到帚霉属中的其他物种，例如，菌落呈白色的串珠帚霉（*S. candida*）和菌落呈灰色的布兰帚霉（*S. brumptii*），这些物种致病性都较弱（图 4-28、4-29）。

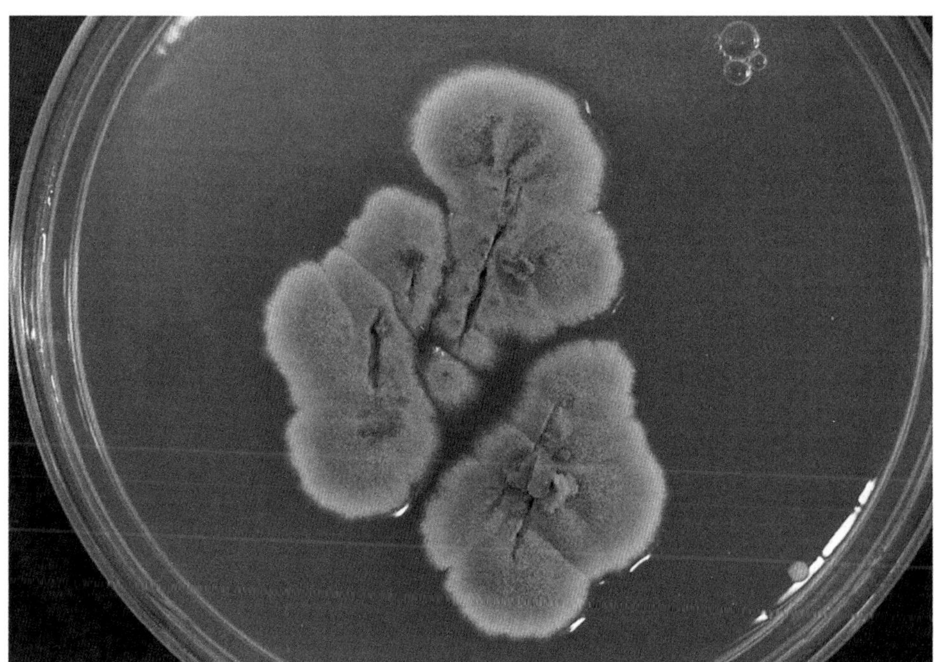

图 4-28　短柄帚霉。在 SGA 上的菌落

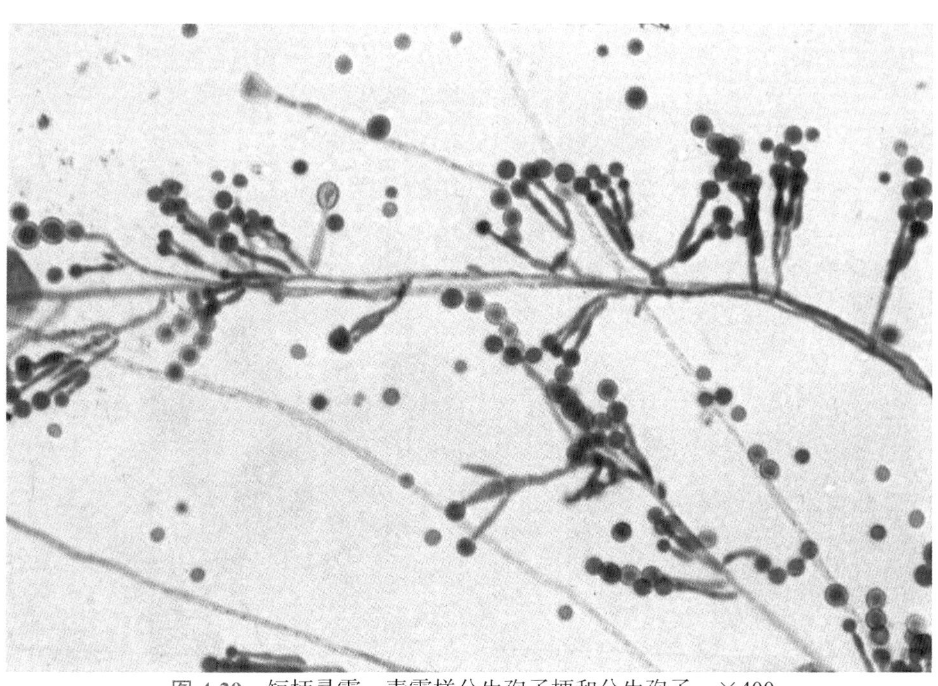

图 4-29　短柄帚霉。青霉样分生孢子梗和分生孢子，×400

双间柱顶孢

Neoscytalidium dimidiatum（Penz）Crous & Slippers 2006

异名：芒果那特斯拉菌

Nattrassia mangiferae（H. Sydow & P. Sydow）Sutton & Dyko，1989

生态学：世界范围内分布的腐生菌，有时会使木本植物致病。

致病性：甲癣的致病菌，患者主要来自非洲、印度和加勒比地区的移民。已有的病例报道有皮肤感染，也有免疫功能低下患者的足菌肿、鼻窦炎、眼内炎和真菌血症。在西班牙南部报道了数例发生于南美移民的甲癣。

直接镜检：不规则弯曲透明菌丝。

菌落外观：在不含放线菌酮的 SGA 培养基上，菌落生长速度极快，一周可以铺满整个平皿。菌丝成棉絮状，菌落表面及背面颜色均由白色逐渐变为黑灰色。镜下可见单个或两个圆柱状的关节分生孢子链构成的不规则、透明或棕黄色的菌丝。在适当的培养基上，有些菌株可产生分生孢子器。

备注：柱顶孢有一不产色素的变种，也即以前的柱霉属（*Scytalidium hyalinum*），其特点是菌落呈黄色，具有透明节孢子，只分离自人类，并且也有引起甲癣的报道（图 4-30、4-31）。

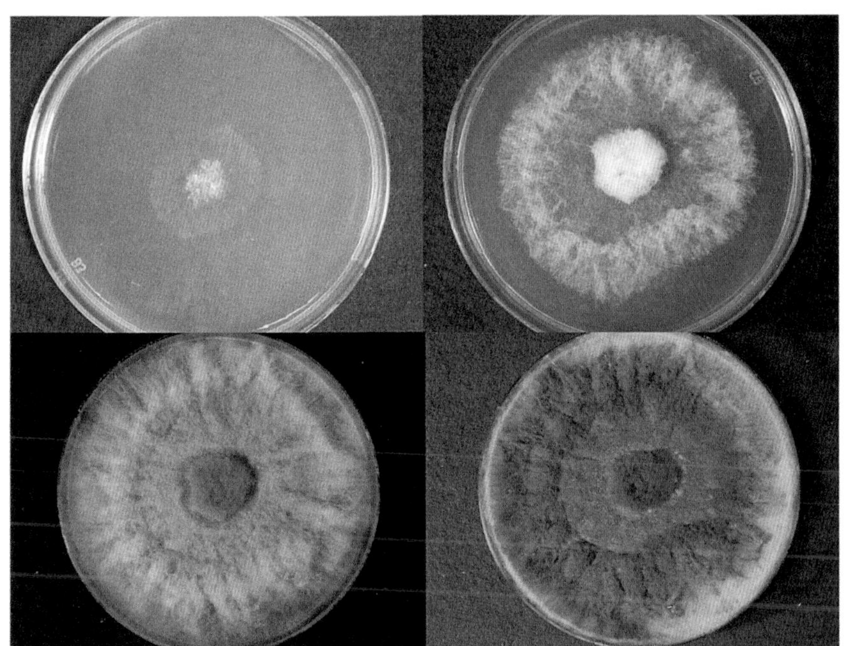

图 **4-30**　双间柱顶孢。25℃生长 2、4、6、8 天的菌落

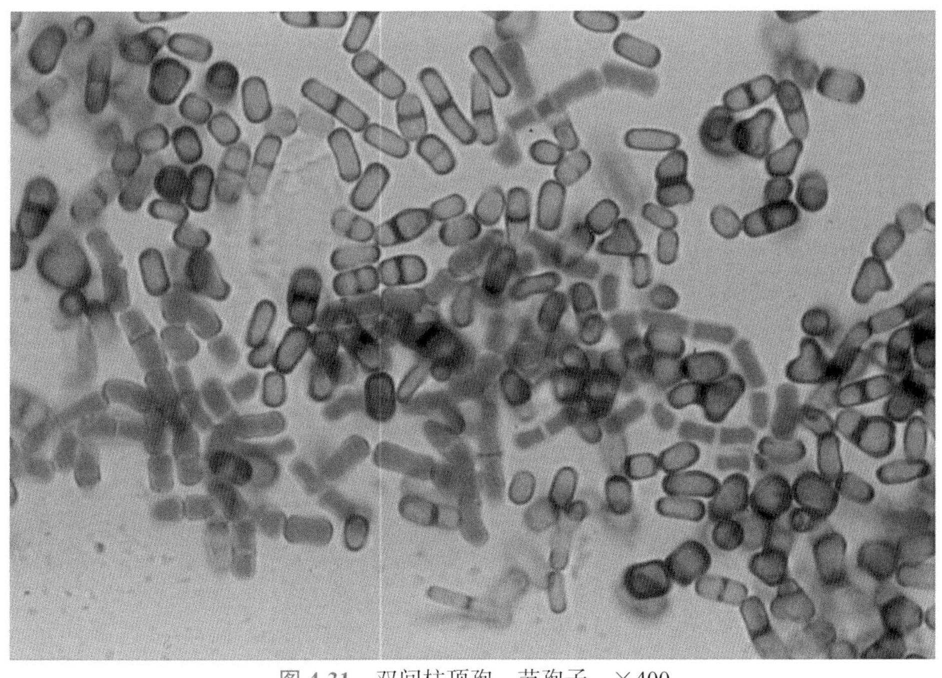

图 **4-31**　双间柱顶孢。节孢子，×400

参考文献

Badillet G, De Viebre C, Guého E. Champignons contaminantes des cultures. Champignons opportunistes. Varia Ed. Paris, 1987. 2 Tomos.

Clayton YM. Clinical and mycological diagnostic aspects of onychomycosis and dermatomycosis. Clin Exp Dermatol. 1992;17(suppl 1):37-40.

Crespo V, Unamuno P, Ojeda A, et al. Onychomycose à *Onychocola canadensis.* Proceedings du Cogrès de la Société Française de Mycologie Médicale. Paris, 2001.

Crespo V. Onicomicosis por levaduras y mohos filamentosos. En: Peyri J (ed). Onicomicosis. Aula Medica. Madrid, 2002;55-80.

Elewski B, Greer D. *Hendersonula toruloidea* and *Scytalidium hialinum.* Review and update. Arch Dermatol. 1991;127:1.041-44.

Gupta AK, Horgan-Bell CB, Summerbell RC. Onychomycosis associated with *Onychocola canadensis:* ten case reports and a review of the literature. J Am Acad Dermatol. 1998;39:410-17.

Haneke E. Fungal infections of the nail: nail disease. Semin Dermatol. 1991;10:41-51.

Hay RJ. *Scytalidium* infections. Curr Opin Infect Dis. 2002;15(2):99-100.

Llovo J et al. Onychomycosis due to *Onychocola canadensis:* report of the first two Spanish cases. Med Mycol. 2002;40:209-12.

Madrenys-Brunet N, Torres JM, Urrea A. Estudio epidemiológico de las micosis ungueales en Barcelona. Rev Iberoam Micol. 1996;13:14-17.

Mercantini R, Marsella R, Moretto D. Onychomycosis in Rome, Italy. Mycopathologia. 1996;136(1): 25-32.

Moore MK, del Palacio A, López-Gómez S. *Scytalidium hyalinum* infection diagnosed in Spain. J Med Vet Mycol. 1984;22:243-5.

Moore MK. Infecciones producidas por *Scytalidium spp.* Monogr Dermatol. 1995;8:276-283.

Nelson PE, Tousson TA, Marasas WFO. Fusarium species. An illustrated manual for identification. The Pennsylvania State University Press, 1983.

Pereiro Ferreiros MM, et al. Flora fúngica aislada en uñas de 1985 a 1992. Proceedings XXII Congreso Nacional de Dermatología. Granada, 1993.

Ramirez C. Manual and Atlas of the Penicillia. Elsevier Biomedical Press, 1982.

Raper KB, Fennell DI. The genus Aspergillus. RE Krieger Publ. Malabar. Fda., 1977.

Sigler L, Congly H. Toenail infection caused by *Onychocola Canadensis* gen. et sp. nov. J Med Vet Mycol. 1990;28:405-17.

St-Germain G, Summerbell R. Identifying Filamentous Fungi. Star Pbl. Belmont, 1996

Summerbell RC, Kane J, Kradjden S. Onychomycosis, tine pedis and tine manuum caused by non-dermatophytic filamentous fungi. Mycoses. 1989; 31:S68-S74.

Velez A, et al. Onicomicosis (1): Epidemiologia, etiología y clínica. Actas Dermosifiliogr 1996;87:583-596.

真菌术语词汇表

Amerospore 无隔孢子：单个细胞的无性孢子。

Anamorphic 无性型：真菌生命周期中的无性阶段。

Annellide 环痕梗：产孢细胞上产生的纹路或瘢痕。

Anthropophilic 亲人性真菌：通常只感染人类的皮肤癣菌。

Apical 顶端：位于一个产孢菌丝一端的顶部。

Arthrospore（arthroconidium）节孢子（节分生孢子）：菌丝断裂产生的无性孢子。

Ascocarp 子囊果：子囊菌的有性生殖结构，含有子囊和子囊孢子。

Ascomycetes 子囊菌：具有分隔的菌丝、以子囊进行有性繁殖的一大类真菌。

Ascospores 子囊孢子：子囊的囊状结构产生的有性孢子。是子囊菌的特征。

Ascus（pl：asci）子囊：在有性世代形成的包含子囊孢子的囊状结构。

Aseptate 无隔的：无横壁（隔膜）。

Basidiomycetes（Basidiomycota）担子菌纲：大部分真菌具有分隔菌丝、通常有大型子实体并有称为担子产生孢子的棒状产孢结构的一类真菌。大多数的蘑菇、马勃菌和锈菌属于这一类。

Blastoconidium（Pl：blastoconidia）芽孢：通过出芽生殖产生的孢子，常见于酵母菌。

Budding 出芽生殖：从母体上长出芽体断裂形成新个体的一种无性繁殖过程。

Chlamydospore（chlamydoconidia）厚垣孢子（厚膜分生孢子）：由菌丝直接分化、壁厚的孢子。

Conidia（s：conidium）分生孢子：由分生孢子梗以不同的方式产生的无性孢子。

Conidiophore 分生孢子梗：能产生分生孢子的特殊气生菌丝。

Dematiaceous 暗色真菌：深色、棕色或黑色的真菌。

Dermatophyte 皮肤真菌：能侵袭角质、能够在土壤上腐生或寄生在人和动物的皮肤、毛发、指甲上的一类真菌。

Dictyospore（Dyctioconidium）砖格孢子：具有不同分隔的、多细胞的无性孢子。

Echinulate 棘毛状的：尖刺状的

Ectothrix 发外孢子：在毛发外的孢子或分生孢子。

Endothrix 发内孢子：在毛发内的孢子或分生孢子。

Floccose 絮状的：真菌菌落呈现羊毛样。

Fragmentation 断裂：菌丝断裂成碎片。

Fusiform 梭形：纺锤形。

Geniculate 膝状的：像膝盖一样弯曲。

Genus（pl：genera）属：一个分类单元，包含相关的很多种。

Geophilic 亲土性：主要栖息在土壤中的真菌。

Glabrous 光滑的：无褶皱的。

Hyaline 透明的：透明、无颜色。

Imperfect state 不完全阶段：无性型的无性阶段。

Intercalary 间生的：菌丝中间的厚垣孢子。

Macroconidium（pl：macroconidia）大分生孢子：真菌产生的两种分生孢子中较大的一种。

Microconidium（pl：microconidia）小分生孢子：真菌产生的两种分生孢子中较小的一种。

Muriform 砖格状的：具有纵向和横向分隔的多细胞网状分生孢子。

Mycelium（pl：mycelia）菌丝体：由菌丝缠绕在一起形成的结构。

Nodular body 结节状：菌丝形成的圆形或球形的结构。

Pectinate Hyphae 梳状菌丝：菌丝一侧有梳状不规则的突起。

Perfect stage 有性阶段：真菌生命周期中的产生有性型的时期。

Phialide 瓶梗：能产生分生孢子的放射状分生孢子梗。

Pleomorphism 多型性：真菌的退行性改变。菌落呈现出羊毛状、贫瘠的并丧失了生殖结构。它通常是不可逆的。

Pyriform 梨形的：像梨一样的形状。

Racquet hypha 球拍状菌丝：较小的棒状菌丝末端与邻近类似的较大菌丝末端黏在一起的样子。

Septate 分隔的：被横向的隔膜分开。

Septum（pl：septa）隔膜：菌丝中的横壁。

Species 种：比属的分类级别低，但是高于亚种或品种。

Spiral hypha 螺旋菌丝：螺旋状的菌丝，又称为线圈。

Sterigmata 小梗：分生孢子梗上专门产分生孢子的突出物。

Sympodial 合轴：像弯曲的膝盖一样扭曲生长的分生孢子梗，在弯曲处产生分生孢子。

Teleomorph 有性型：真菌生命周期的有性阶段。

Terminal 末端：菌丝末端的产孢部位。

Vegetative（mycelium）营养体（菌丝体）：真菌由菌丝伸至底物中摄取营养的部位。

Verrucous 疣状的：具有疣状突起。

Versicolor 杂色的：各种颜色的。

Vesicle 囊泡：气囊状的结构。

Zoophilic 亲动物性真菌：主要传染低级动物并可以传染给人类的真菌。

中文版参考书籍：

[1] 中国科学院微生物研究所．真菌

名词及名称．北京：科学出版社，1986.
［2］郑儒永，魏江春，胡鸿钧，等．孢子植物名词及名称．北京：科学出版社，1990.
［3］第二届微生物学名词审定委员会．微生物学名词．2版．北京：科学出版社，2012.